FORSCHUNGSBERICHTE DES LANDES NORDRHEIN-WESTFALEN
Nr. 1865

Herausgegeben im Auftrage des Ministerpräsidenten Heinz Kühn
von Staatssekretär Professor Dr. h. c. Dr. E. h. Leo Brandt

DK 616.126.-089

Dr. Franz Gschnitzer

Chirurgische Klinik der Universität Düsseldorf
Direktor: Prof. Dr. Dr. h. c. Ernst Derra
und
Chirurgische Universitätsklinik Innsbruck
Direktor: Prof. Dr. Paul Huber

Die Minimalperfusion der Lungenstrombahn während des kardiopulmonalen Umgehungskreislaufs

Ein Beitrag zum Problem des postperfusionellen Lungensyndroms

WESTDEUTSCHER VERLAG · KÖLN UND OPLADEN 1967

Die Untersuchung wurde durchgeführt mit Forschungsmitteln des Landesamtes für Forschung von Nordrhein-Westfalen.

Als Habilitationsschrift der Medizinischen Fakultät der Leopold-Franzens-Universität Innsbruck vorgelegt.

ISBN 978-3-663-06396-4   ISBN 978-3-663-07309-3 (eBook)
DOI 10.1007/978-3-663-07309-3

Verlags-Nr. 011865

© 1967 by Westdeutscher Verlag, Köln und Opladen

Gesamtherstellung: Westdeutscher Verlag

Vorwort

In der vorliegenden Arbeit, die mir durch das großzügige Entgegenkommen meines ehemaligen Chefs und Lehrers Herrn Univ.-Prof. Dr. med. Dr. med. h.c. E. DERRA, Direktor der Chirurgischen Universitätsklinik Düsseldorf, freundlicherweise ermöglicht wurde, wird der Versuch unternommen, die Wirksamkeit einer Minimaldurchblutung der Lunge über die Arteria pulmonalis während des kardiopulmonalen Umgehungskreislaufs zur Verhinderung des Auftretens perfusionsbedingter Lungenschäden und damit des Krankheitsbildes des sogenannten »postperfusionellen Lungensyndroms« durch tierexperimentelle Untersuchungen morphologisch zu beweisen.
Herrn Univ.-Prof. Dr. Dr. h.c. E. DERRA und besonders auch seinem Mitarbeiter, Herrn Oberarzt Doz. Dr. med. W. BIRCKS danke ich für die zahlreichen Anregungen herzlichst und ich möchte nicht versäumen, dem Mitarbeiterstab des Herz–Lungen–Maschinenteams, Ärzten, Technikern, medizinisch-technischen Assistentinnen, Operationsschwestern und Pflegern, sowie dem Anaesthesieinstitut der Universität Düsseldorf (Direktor: Univ.-Prof. Dr. med. M. ZINDLER) für die tatkräftige Mithilfe bei der Durchführung der Experimente meinen Dank auszusprechen. Nicht zuletzt gilt mein Dank aber auch meinem jetzigen Chef, Herrn Univ.-Prof. Dr. med. P. HUBER, Direktor der Chirurgischen Universitätsklinik Innsbruck, der mir durch sein großes Interesse an dieser Arbeit deren Fertigstellung ermöglicht hat. Ebenso gilt mein Dank dem emeritierten Direktor des Pathologischen Instituts der Universität Innsbruck, meinem geschätzten Lehrer Univ.-Prof. Dr. med. F. J. LANG und dem supplierenden Leiter des Instituts Univ.-Prof. Dr. med. H. GÖGL sowie der medizinisch-technischen Assistentin Frl. A. HACKL für die Herstellung der mikroskopischen Präparate und der Mikrophotographien.
Die Arbeit gliedert sich in drei Teile. Im ersten, allgemeinen Teil werden die Problematik des postperfusionellen Lungensyndroms und die Voraussetzungen zum Verständnis des Themas besprochen. Der zweite Teil bringt die tierexperimentellen Untersuchungen. Im letzten Teil werden die Schlußfolgerungen aus den Ergebnissen gezogen und die klinische Anwendbarkeit aufgezeigt. Als Anhang zu diesem Teil werden Verlaufsbeobachtungen an sechs Patienten, bei denen eine Pulmonalarterienperfusion durchgeführt wurde, gebracht.
Alle Experimente wurden an der Chirurgischen Klinik der Universität Düsseldorf durchgeführt, ebenso stammen die klinischen Erfahrungen ausschließlich aus dieser Klinik, der ich mehrere Jahre hindurch als Assistent angehört habe. Ich bin mir bewußt, daß die Arbeit durch weitere Untersuchungen ergänzt und fortgesetzt werden muß. Die Schwierigkeit, solche Untersuchungen während meiner klinischen Tätigkeit an der Chirurgischen Universitätsklinik Innsbruck durchzuführen – hier fehlen noch die notwendigen technischen Voraussetzungen – veranlaßt mich, die durch die bisherigen Versuche gewonnenen Ergebnisse zu veröffentlichen.

Inhalt

Zusammenfassung 5

I. Teil
   Einleitung, Fragestellung und Voraussetzungen 6

II. Teil
   Eigene tierexperimentelle Untersuchungen 14

III. Teil
   Schlußfolgerungen aus den Ergebnissen, Gesichtspunkte zur klinischen Anwendbarkeit, Beobachtungen am Krankengut 36

Literaturverzeichnis 45

Zusammenfassung

Das postperfusionelle Lungensyndrom stellt eine wichtige, oft tödliche Komplikation nach Operationen mit extrakorporaler Zirkulation dar.
Ausgehend von der klinischen Beobachtung, daß das postperfusionelle Lungensyndrom bei langdauernden Operationen unter Anwendung der Herz-Lungen-Maschine an der Chirurgischen Universitätsklinik Düsseldorf dann nie beobachtet werden konnte, wenn das dem Koronarsinus entströmende Blut während des Bypass über die A. pulmonalis durch die Lunge strömen konnte, hingegen bei gleichartigen Operationen (Implantationen von Aortenklappen) und Kanülierung nur des rechten Vorhofs, somit auch Drainage des Koronarsinusblutes zusammen mit dem Hohlvenenblut in die Herz-Lungen-Maschine und damit Fehlen eines Minimalflows durch die Lunge über die Lungenstrombahn während des Umgehungskreislaufs, mehrfach auch tödliche Formen des postperfusionellen Lungensyndroms gesehen wurden, drängte sich die Schlußfolgerung auf, daß eine Minimalperfusion des pulmonalen Strombettes über die A. pulmonalis während des Umgehungskreislaufs eine Schutzmaßnahme darstellt, die die Entwicklung schwerer Formen des postperfusionellen Lungensyndroms zu verhindern in der Lage ist. Diese Folgerung wurde durch tierexperimentelle Untersuchungen mit zweistündigem kardiopulmonalen Umgehungskreislauf und Minimalperfusion der Lungen über die A. pulmonalis (Pulmonalperfusion) während des Umgehungskreislaufs in einer Menge, die mit einem Zehntel des Gesamtflows etwa der Koronarperfusionsmenge entspricht, und anschließende vergleichende histologische Untersuchungen der Lungen nach Beendigung des Umgehungskreislaufs morphologisch zu beweisen versucht.
An den perfundierten Lungen konnten wir die Befunde der Kapillarüberdehnung und Kapillaranschoppung, denen im Hinblick auf die Entwicklung des postperfusionellen Lungensyndroms unserer Ansicht nach besondere Bedeutung beizumessen ist, nie erheben, dagegen sind sie bei nicht pulmonalperfundierten Lungen nach zweistündigem kardiopulmonalen Umgehungskreislauf regelmäßig zu erheben. Wir glauben, damit einen Beweis zu erbringen, daß die Pulmonalperfusion während des kardiopulmonalen Bypass vorwiegend über eine mechanische Wirkung, aber auch durch Aufrechterhaltung des Lungenstoffwechsels in der Lage ist, das pulmonale Strombett während des Umgehungskreislaufs vor Noxen zu schützen, so daß nach Beendigung der Operation der Lungendurchblutung keine mechanischen bzw. auch keine durch Kapillarschädigung verursachten Hindernisse entgegenstehen. Somit kommen wir zur Schlußfolgerung, daß die Pulmonalperfusion einen wirksamen Beitrag darstellt, die postoperative Komplikationsrate nach Operationen unter Anwendung der Herz-Lungen-Maschine herabzusetzen. Ihre Kombination mit mäßiger Unterkühlung, eventuell sogar mit tiefer Hypothermie und komplettem Kreislaufstillstand (siehe Patientenbericht, Teil III) sowie mit Totalkollaps der Lunge stellt eine mögliche weitere Verminderung des Risikos auftretender postperfusioneller Lungenschäden dar.

I. Einleitung, Fragestellung und Voraussetzungen

Das postperfusionelle Lungensyndrom (Abkürzung: PPLS; angloamerikanische Bezeichnung »post-perfusion-lung-syndrome«) stellt eine wichtige Ursache oft tödlicher Komplikationen nach offener Herzchirurgie unter Anwendung der extrakorporalen Zirkulation dar. Das Auftreten von Lungenkomplikationen nach extrakorporaler Zirkulation ist seit Beginn der klinischen Anwendung von Herz–Lungen-Maschinen bekannt. Die ersten Mitteilungen darüber stammen von MULLER et al. und DODRILL. DODRILL gab an, daß das PPLS bei Patienten, die einem kardiopulmonalen Umgehungskreislauf unterzogen werden, in 15–25 von 100 Fällen auftritt. Unter dem Eindruck ähnlicher Zahlen, die heute keine Gültigkeit mehr haben, wies GIBBON 1959 auf die Notwendigkeit hin, die nach Anwendung des sogenannten kardiopulmonalen Bypass (= Umgehungskreislauf) auftretende pulmonale Dysfunktion zum Gegenstand intensiver Untersuchungen zu machen, um auf diese Weise eine Verringerung der postoperativen Sterblichkeit herbeizuführen.

Die *Ursache* für das Auftreten des PPLS ist nicht geklärt. Immerhin hat die Verbesserung der Perfusionstechnik besonders durch die als Lungenschutzmaßnahme von KOLFF et. al. eingeführte und heute wohl generell angewandte sogenannte Linksherzdrainage, das ist eine Überlaufdrainage der linken Herzhöhlen, eine Verminderung der Zahl der postoperativen Lungenkomplikationen gebracht. Der Linksherzdrainage kommt aber besonders auch hinsichtlich der Verhinderung der Überdehnung der linken Herzkammer im Hinblick auf die unmittelbar postoperative Herzfunktion entscheidende Bedeutung zu. Versuche, das Auftreten des PPLS durch Veränderungen der Ventilation der Lungen während des kardiopulmonalen Umgehungskreislaufs zu verhindern, sind fehlgeschlagen. Hier sind zu erwähnen: Aufblähung der Lungen mit einem Gemisch von Sauerstoff und Helium im Verhältnis 1 : 1 während des Bypass (KIRKLIN 1964), zusätzliche Intervallbeatmung mit einem gleichartigen Gemisch (PATRICK et al.), Intervallbeatmung mit Sauerstoff-Luft-Gemisch (KOTTMEIER). EDMUND und AUSTEN (zit. n. BAHNSON) haben erst jüngst die Ansicht vertreten, daß jegliches Fehlen einer Beatmung der Lungen während des Umgehungskreislaufs für die postoperative Lungenfunktion ungünstig war, eine Dauerbelüftung der Lungen unter Zusatz von Helium keineswegs bessere Ergebnisse brachte und eine Ventilation der Lungen bei fehlender Pulmonalarteriendurchströmung die relativ ungünstigste Wirkung auf die postoperative Lungenfunktion hatte. GIBBON hat durch experimentelle Untersuchungen gezeigt, daß die Belüftung einer nur mehr durch die Bronchialarterien durchbluteten Lunge durch Verminderung der Kohlensäurespannung zu einer Alkalose und zusätzlich durch Austrocknung der Alveolen zur schweren Alveolarschädigung führt. Auch CARTWRIGHT und Mitarbeiter weisen eindringlich auf die Notwendigkeit hin, die Belüftung der Lunge der Menge des pulmonalarteriellen Blutstroms anzupassen. Hinsichtlich der intermittierenden Beatmung während des Umgehungskreislaufs muß angeführt werden, daß die plötzliche Belüftung einer nicht ventilierten Lunge auf dem Reflexwege Änderungen der Gefäßweite im kleinen und großen Kreislauf herbeiführen kann (SALISBURY und Mitarbeiter, BIANCONI und GREEN, COLERIDGE und KIDD).

Weiter hat man Veränderungen der Oberflächenspannung der Lunge als ursächlich für das PPLS angenommen, da das morphologische Bild des PPLS dem des »Respiratory Distress Syndrome« der Neugeborenen ähnelt. AVERY und MEAD fanden, daß Extrakte von Lungen mit »Respiratory Distress Syndrome« eine hohe Oberflächenspannung haben. GRUENWALD hat diesen Befund bestätigt und konnte zeigen, daß diese Lungen nach Belüftung rasch wieder kollabieren. GARDNER und Mitarbeiter fanden, daß sich

Extrakte von Lungen mit dem Bild der progressiven Atelektase (Synonym für PPLS) hinsichtlich der Oberflächenspannung ähnlich verhalten wie Lungen Neugeborener mit »Respiratory Distress Syndrome«. TOOLEY schloß aus experimentellen Untersuchungen, daß während der extrakorporalen Oxygenierung im Plasma eine Substanz entsteht, die die Oberflächencharakteristika normaler Lungenextrakte oder möglicherweise sogar die Lunge selbst verändern kann. Experimentelle Untersuchungen von SYKES scheinen diese Annahme zu bestätigen. Auch NAHAS und MC CLENAHAN und Mitarbeiter haben aus ihren Untersuchungen den Schluß gezogen, daß die extrakorporale Oxygenierung und der Pumpvorgang einen Stoff im Blut zerstören oder seine Struktur verändern, wodurch die Stabilität der pulmonalen Alveolarstruktur gestört wird und Atelektasen, die zum postoperativen (und klinisch nachweisbaren) Rechts–Links-Kurzschluß auf Lungenebene führen, entstehen. Diese Ergebnisse erfahren eine wesentliche Einschränkung dadurch, daß bei den Experimenten jeweils Spenderblut verwendet wurde. Die Veränderungen ließen sich bei Experimenten mit Blutverdünnung (also ohne Zufuhr von Spenderblut) nicht signifikant nachweisen. Somit sind sie sicher zum Teil auf die homologe Blutzufuhr (beim Hund) zu beziehen (»Homologous blood syndrome«, NAHAS und Mitarbeiter).

Außerdem wurde die Hämolyse, die als Folge der Blutpassage durch den Pumpoxygenator immer auftritt, als Ursache für das PPLS angeschuldigt. Die Höhe der Hämolyse kann aber nicht in Beziehung gesetzt werden zum Auftreten des PPLS. NEVILLE und Mitarbeiter (1963) glaubten an die Traumatisierung des Blutes durch den langen Bypass als die Ursache für das PPLS, LEE und Mitarbeiter dachten an eine Denaturierung der Plasmaproteine durch den Oxygenator mit direktem Kontakt zwischen Blut und Gas. Bei Anwendung von Membranoxygenatoren, bei denen diese direkte Berührung zwischen Blut und Gas wegfällt, konnten sie keine »Pulmonale Vasculitis« (NEVILLE und Mitarbeiter) beobachten.

KIRKLIN stellte 1964 folgende ätiologische Faktoren für das PPLS zusammen:

1. Verminderung des Oberflächenfaktors der Lunge (»Surfactant«, CLEMENTS) durch die extrakorporale Zirkulation.
2. Fett- oder Fibrinembolien in die Lunge.
3. Erythrozytenaggregation in den Lungenkapillaren.
4. Erhöhung der Kapillarpermeabilität, dadurch Entwicklung eines Lungenödems auch bei niedrigem Pulmonalvenendruck.
5. Anatomische Bedingungen: Patienten des Fallotschen Formenkreises und Patienten mit schwerer pulmonaler Gefäßerkrankung haben besonders dünnwandige, plexiforme Pulmonalgefäße. Diese Patienten neigen besonders zur Entwicklung pulmonaler Hämorrhagien.

Er nimmt ein erhöhtes Risiko für das Auftreten einer postoperativen pulmonalen Dysfunktion an:

1. Wenn eine Thorakotomie bereits vorangegangen ist.
2. Bei Eröffnung der Pleurahöhlen während der Operation.
3. Bei starkem postoperativen Schmerz, der mit einer wesentlichen Verminderung des Atemzeitvolumens einhergeht.
4. Bei Luftembolie in die A. pulmonalis während des Umgehungskreislaufs, da durch sie die Entwicklung eines Lungenödems gefördert wird.
5. Bei starker Hämolyse.
6. Bei starker Druckanhebung im linken Vorhof während oder nach dem kardiopulmonalen Bypass.

7. Bei niedrigem Herzzeitvolumen nach der Operation.
8. Bei postoperativ weiterbestehendem Rechts–Links-Shunt.

Williams und Mitarbeiter haben tierexperimentell nachweisen können, daß die Okklusion der Pulmonalarterie bei arterieller Sauerstoffuntersättigung (des Aortenblutes) von 75% immer zu einem schweren histologisch nachweisbaren Alveolarschaden führt. Long und Mitarbeiter fanden nach längerer Okklusion der Pulmonalarterie eine wesentliche Zunahme des pulmonalen Gefäßwiderstandes sowie eine Verminderung des Antiatelektasefaktors, wodurch Bedingungen bestehen, die zum Bild des PPLS führen könnten.

Die Lunge ist das einzige Organ des Körpers, das während des kardiopulmonalen Umgehungskreislaufs nicht entsprechend durchblutet wird. Diese weitgehende Ausschaltung der Lunge aus dem Kreislauf – es bleibt nur die Durchblutung über die Bronchialarterien erhalten – wurde von verschiedenen Autoren als mögliche Ursache des PPLS aufgefaßt. Diese Ansicht leuchtet ein und wir schließen uns ihr vollkommen an. Wir möchten darauf im dritten Abschnitt dieser Abhandlung zurückkommen und hier diese Möglichkeit der Entstehung nur kurz erwähnt haben.

Morphologische Befunde beim PPLS

Makroskopisch erscheinen Lungen von Patienten, die am PPLS verstorben sind, dunkelrot, angeschoppt mit Blut und schwer, großteils atelektatisch (»Progressive Atelektase«). Ihr spezifisches Gewicht ist schwerer als das des Wassers. Meist ist auch der Bronchialbaum von Blut erfüllt. Die – besonders in weniger ausgeprägten Fällen – herdförmigen Veränderungen mit Durchmessern bis zu mehreren Zentimetern fallen durch Atelektase und Blutungen ins Parenchym auf. Die stärksten Veränderungen finden sich subpleural, in der Tiefe des Lungenparenchyms sind die Befunde geringer, eine Ausbreitung der Atelektasen auf Segmente und Beschränkung auf deren Grenzen läßt sich nicht feststellen.

Mikroskopisch zeigen sich viele kleine Blutungszonen im Lungenparenchym. Blut und klares, eiweißreiches Ödem erfüllt viele Alveolen und kleine Bronchialäste, die Lungen sind großflächig atelektatisch. Dodrill betont, daß beim PPLS kein Lungenödem nachweisbar sei.

Außer diesen Befunden läßt sich lichtmikroskopisch eine Zerstörung mit Frakturen des elastischen Gerüstes der Alveolarwanderungen nachweisen. Die Alveolarkapillaren sind zum Teil mit Blutzellen angeschoppt und stark erweitert. Intravaskulär finden sich stark vermehrt polymorphkernige Leukozyten in der Randströmung (»Pulmonale Vasculitis«, Tomin, Neville und Mitarbeiter), ein Befund, der auch schon während des kardiopulmonalen Umgehungskreislaufs erhoben werden kann, von dem aber nicht auf eine postoperative Entwicklung eines PPLS geschlossen werden kann (Neville und Mitarbeiter). Vereinzelt wurden auch hyaline Membranen in den Alveolen beobachtet, ähnlich den Veränderungen beim »Respiratory Distress Syndrome« der Neugeborenen (Tooley). Die Alveolarsepten sind durch Ödem stellenweise verdickt und erscheinen durchsetzt von kleinen Vakuolen.

Elektronenmikroskopisch besteht eine Verbreiterung der interzellulären perikapillären Räume der Alveolarsepten, diese Räume sind von Ödem erfüllt. Die Lichtungen der Kapillaren sind eng, die dünne Zytoplasmaschicht des Endothels erscheint an mehreren Stellen unterbrochen. In den Kapillaren liegen teilweise lockere Anhäufungen von segmentkernigen Leukozyten und Thrombozyten, zum Teil sind die Kapillaren auf kurze Strecken von Mikrothromben verschlossen. Auch ein intraalveoläres Ödem kann beobachtet werden, ebenso Veränderungen im Sinne einer Atelektase (SCHULZ). Diese elektronenmikroskopischen Befunde beziehen sich nicht auf das ausgeprägte Bild eines PPLS, sondern wurden unmittelbar nach Beendigung eines achtzig Minuten dauernden kardiopulmonalen Bypass am Hund erhoben, woraus sich die Abweichungen vom mikroskopischen Bild der am PPLS verstorbenen Patienten ergeben. SCHULZ führt die Anfüllung der perikapillären Räume der Alveolarsepten mit einer eiweißarmen Flüssigkeit auf eine Störung des Lymphabflusses zurück, auf Änderungen der Hämodynamik des Lungenkreislaufs und in geringerem Grade auf Änderungen in der Zusammensetzung des Blutes (Spenderblut!).

Während des kompletten kardiopulmonalen Bypass besteht eine hochgradige Störung der Lungenzirkulation, und da ein wichtiger Faktor für den Lymphtransport die Bewegung ist, die während des Bypass in der Lunge weitgehend fehlt, kommt es zu einer Ansammlung der Lymphe interzellulär. Zusätzlich mitverantwortlich an diesem Ödem können auch noch Veränderungen des kolloidosmotischen Druckes sein, da dieser durch Stabilisatorflüssigkeiten und Blutverdünnungsmaßnahmen verändert wird. Wenn der Lymphgefäßapparat in der Lunge nicht mehr im Stande ist, die Lunge trocken zu halten, so entwickelt sich ein intraalveoläres Ödem. Dieses wäre somit nicht als Folge einer Blutstauung aufzufassen, sonder nur eine Folgeerscheinung fehlender Abtransportmöglichkeiten wegen fehlenden Blutstroms durch die Lunge. Diese elektronenmikroskopischen Befunde und deren Deutung (SCHULZ) stammen aus einer Zeit, als man noch keine Linksherzdrainage während des Umgehungskreislaufs durchgeführt hat. Dadurch allein schon ist das Bild sicher wesentlich verändert. Der Befund deckt sich auch nicht völlig mit dem bei unseren Untersuchungen erhobenen, der an anderer Stelle veröffentlicht werden soll (KNOBLICH und GSCHNITZER).

Klinisches Bild des PPLS

Im allgemeinen treten bereits in den ersten postoperativen Stunden (YOUNG und Mitarbeiter) Fieber, Tachypnoe und eine leichte Zyanose auf. Der Blutdruck fällt ab. Auskultations- und Röntgenbefund der Lunge sind zunächst noch unauffällig. Bei Fortschreiten der Erscheinungen, deren Höhepunkt meist am ersten oder zweiten postoperativen Tag erreicht wird, nimmt die Dyspnoe zu, die Exspiration ist verlängert und die Endphase der Exspiration forciert. Die Zyanose wird stärker. Im weiteren Verlauf kommt es dann zu Erscheinungen ähnlich einem Lungenödem, mit Vollaufen des Tracheobronchialbaumes mit schleimig-eitrigem, teils blutigem Sekret, das kaum abgehustet werden kann. Auftreten von Husten ist häufig Zeichen einer einsetzenden Besserung. Jetzt erst sind röntgenologisch herdförmige, auch konfluierende Verschattungen nachweisbar, besonders in den basalen Lungenabschnitten. Der Tod tritt unter den Zeichen der Atem- und Kreislaufinsuffizienz meist innerhalb der ersten postoperativen Tage ein, bei Rückbildung der Erscheinungen ist die klinische Manifestation bis zum vierten bis sechsten postoperativen Tag meist weitgehend verschwunden, sofern nicht bronchopulmonale Infektionen den Ablauf verzögern. Bei einigen Patienten kommen am achten bis zwölften postoperativen Tag röntgenologisch herdförmige Verschattungen im Bereich der Lunge zur Darstellung, klinisch besteht etwas Fieber, Husten und eine mäßige Dyspnoe. Diese Späterscheinungen klingen im allgemeinen von selbst wieder ab.

Die Therapie des aufgetretenen PPLS besteht im wesentlichen in künstlicher Beatmung, die ab einem pO_2 arteriell von unter 70 mm Hg indiziert ist (Chirurgische Universitätsklinik Düsseldorf). Sie erfolgt zunächst über Intubation für 24–48 Stunden, dann bei fehlender Besserung bzw. Notwendigkeit längerer künstlicher Beatmung über einen durch eine Tracheotomie eingelegten Trachealtubus. Die Bronchialtoilette muß unter strengst aseptischen Bedingungen durchgeführt werden. Ein Breitbandantibioticum sollte in hoher Dosierung Anwendung finden, die antibiotische Behandlung nach Vorliegen einer bakteriologischen Untersuchung des Bronchialsekrets von der Erregerempfindlichkeit abhängig gemacht werden. Durch Einführung der Sauerstoffüberdruckbehandlung dürfte eine wesentliche Verbesserung der Erfolgschancen gegeben sein, eine diesbezügliche Erfahrung fehlt noch.

Eigene Ansicht über die Ursachen, die zur Entwicklung des PPLS führen

Beobachtungen am Krankengut der Chirurgischen Klinik der Medizinischen Akademie Düsseldorf (jetzt: Chirurgische Klinik der Universität Düsseldorf) (Direktor: Univ.-Prof. Dr. med. Dr. med. h. c. E. DERRA) schienen zu zeigen, daß das Auftreten des PPLS nicht, wie es zu erwarten wäre, von der Länge des kardiopulmonalen Umgehungskreislaufs abhängig war (OSBORN), sondern besonders nach Operationen auftrat, die mit Eröffnung der rechten Herzhälfte einhergingen. Bei den besonders langen Bypasszeiten für Korrekturoperationen an den Aortenklappen, und hier wieder besonders bei der Implantation von künstlichen Herzklappen, haben wir das PPLS nicht mehr beobachtet, seit wir für den venösen Ausfluß beide Hohlvenen kanülieren. In der ersten Zeit, als wir die venöse Drainage über einen Katheter im rechten Vorhof ausführten, sahen wir bei mehreren Patienten auch tödliche Formen des PPLS. Unabhängig von unseren Beobachtungen wurde diese klinische Erfahrung von LILLEHEI 1965 mitgeteilt. Der technische Unterschied in der Perfusion dieser Operationen gegenüber Operationen am rechten Herzen besteht nun darin, daß bei Operationen an den Aortenklappen und Kanülierung beider Hohlvenen eine Minimaldurchblutung der Lungenstrombahn über die A. pulmonalis erhalten bleibt. Bei diesen Operationen, die nach Möglichkeit am schlagenden Herzen ausgeführt werden, wird das durch die Koronarperfusion dem Herzmuskel zugeführte arterialisierte Blut nach Passage des Koronarkreislaufs aus dem rechten Vorhof, wo es im Sinus coronarius erscheint, in die rechte Herzkammer transportiert. Der schlagende Herzmuskel fördert dieses koronarvenöse Blut (200–300 ccm/Minute) in die A. pulmonalis. Auch beim flimmernden (aber tonisierten) Herzmuskel wird diese Blutmenge durch die Vis a tergo und den Tonus des Herzmuskels durch die Lunge in den linken Vorhof weitergeleitet, da der Widerstand in den Lungengefäßen relativ leicht überwindbar ist. Dies bestätigen die experimentell und klinisch gewonnenen Erfahrungen mit der Ausschaltung des rechten Herzens durch die cavo-pulmonale Anastomose (GLENNsche Operation). Aus dem linken Vorhof wird dieses Blut in die Herz-Lungen-Maschine abdrainiert. Da besonders der langdauernde kardiopulmonale Umgehungskreislauf zum PPLS führen soll (OSBORN), andererseits gerade bei diesen besonders langen Bypasszeiten und erhaltener Minimaldurchblutung der Lunge über die A. pulmonalis diese Lungenveränderungen nicht auftreten, zogen wir den Schluß, daß die Minimaldurchblutung der Lunge während des Umgehungskreislaufs in der Lage sein kann, die Entstehung des PPLS zu verhindern. Daß natürlich auch andere Faktoren an der Entstehung des PPLS als mitbeteiligt in Frage kommen, wollen wir nicht bezweifeln. Die Operationen an den Aortenklappen werden im Gegensatz zu Operationen an Patienten mit Links-Rechts-Kurzschluß und besonders solchen mit Rechts-Links-Shunt an Patienten ausgeführt, deren Durchblutung der Lungen über die A. pulmonalis kaum vom Normalen abweicht, während sie bei Links-Rechts-Shunt vermehrt und bei Rechts-Links-Shunt vermindert ist. Aber auch die Ausbildung der Bronchialgefäße muß in bezug auf die Entwicklung des PPLS beachtet werden. Wir müssen deshalb hier einen kurzen Überblick anschließen.

Der Bronchialkreislauf und seine Anastomosen mit dem Pulmonalkreislauf

Die Darstellung folgt den Ausführungen der Autoren BRAUS und ELZE, v. HAYEK, SCHOEDEL und HEIMBURG, SEMISCH, SCHOENMAKERS.

Die Lunge hat zwei Gefäßsysteme: Das *Pulmonal*gefäßsystem (A. pulmonalis – Alveolarkapillaren und Kapillarsystem der Bronchioli respiratorii – Vv. pulmonales) dient der Arterialisierung des Blutes sowie der nutritiven Versorgung der Alveolen und Bronchioli respiratorii. Die nutritive Versorgung der größeren Bronchien übernimmt unter normalen Bedingungen das *Bronchial*gefäßsystem (Aa. bronchiales – Kapillarsystem des Bronchialbaumes – Vv. bronchiales – V. hemiazygos und in geringerem Maß V. azygos – obere Hohlvene; über weitere Abflußmöglichkeiten des Bronchialblutes s. u.).

Beide Gefäßsysteme stehen in innigem anatomischen und funktionellen Zusammenhang. Anastomosen finden sich arterio-arteriell (präkapillär), interkapillär und venovenös (postkapillär) (MÜRTZ). Außerdem gehen von den arterio-arteriellen Anastomosen auch direkte Verbindungen zu den Pulmonalvenen und bronchialen Venenplexus ab (SPANNER), die im Injektionspräparat etwa 65 mµ weit sind. Es ist bisher nicht geklärt, welche Funktionen diesen arteriovenösen Verbindungen zukommen. Theoretisch stellen sie eine Kurzschlußmöglichkeit im Lungenkreislauf dar und könnten für einen wesentlichen Teil des nach kardiopulmonalem Bypass häufig beobachteten postoperativen Rechts-Links-Shunt auf Lungenebene verantwortlich gemacht werden.

Den Verbindungen zwischen Bronchial- und Lungenkreislauf, die unter »normalen« Bedingungen wegen des geringen Anteils des Bronchialflusses von unter 1% des Herzzeitvolumens unwesentlich sind, kommt bei krankhaften Zuständen größte funktionelle Bedeutung zu. Präkapillär tragen sie einerseits bei zur Verbesserung der Oxygenierung des Aortenblutes bei zyanotischen Herzfehlern, indem ihre Funktion ähnlich der einer Blalock-Anastomose ist. Andererseits können die präkapillären Anastomosen bei lokalen Erkrankungen des Lungengewebes das venöse Pulmonalarterienblut in gesunde Lungenabschnitte, in denen eine Arterialisierung gewährleistet ist, abdrängen. Ähnlich dieser letztgenannten Funktion ist auch die Wirkung der interkapillären Verbindungen. Die postkapillären Anastomosen führen bei Bluteinstrom in die Pulmonalvenen zu einem Rechts-Links-Shunt mit venöser Beimischung und Erniedrigung der arteriellen Sauerstoffsättigung. Da in diesem Fall ein Teil des Blutes das rechte Herz umgeht, wird der rechte Ventrikel entlastet (z. B. bei Rechtsherzinsuffizienz). Die oben (S. 9) angedeuteten zusätzlichen Anastomosen der Bronchialvenen über mediastinale- und Oesophagusvenen können bei portaler Hypertension beträchtlich weiter werden und zu erheblichem Rechts-Links-Shunt führen (CALABRESI 1957, LIEBOW 1959, HEINEMANN 1960, SCHOENMAKERS 1953, SCHOENMAKERS und VIETEN 1954). Blutausstrom in die Bronchialvenen, also Links-Rechts-Shunt, erfolgt bei Erkrankungen, die mit einer Erhöhung des Lungenvenendrucks einhergehen (z. B. Lungenvenenverschluß, Mitralfehler, Linksherzinsuffienz) und führt zu einer Entlastung des linken Ventrikels durch verminderten venösen Zustrom. Der Blutdurchfluß durch die Anastomosen wird in Menge und Richtung von der Druckdifferenz zwischen den beiden Kreislaufgebieten bestimmt. Den veno-venösen Anastomosen (postkapillär) kommt unter »normalen« Bedingungen die Bedeutung zu, Differenzen in der Auswurfleistung der beiden Ventrikel auszugleichen. Daß der Blutfluß im pulmonalen und bronchialen Strombett während des kardiopulmonalen Bypass infolge Wegfalls der pulmonalarteriellen Durchströmung völlig abnormal verlaufen muß, leuchtet ein. Die Durchblutung der Lunge, die dann ja nur über die Bronchialarterien erfolgt (von den Fällen abgesehen, wo eine Minimaldurchblutung des pulmonalen Strombettes über den Koronarsinusflow erfolgt, s.o.), ist abhängig von der Weite der Bronchialarterien und von der Weite der bronchopulmonalen Anastomosen.

Es ergibt sich nun die Frage, welche Bedeutung dem Bronchialkreislauf für die Lunge zukommt und welche Folgen sich aus der kurzzeitigen Unterbrechung des Pulmonalarterienflusses, wie sie der übliche kardiopulmonale Umgehungskreislauf mit sich bringt, für die Lunge ableiten lassen.

1. Normale anatomische Verhältnisse vorausgesetzt führt die Abklemmung einer Pulmonalarterie zu einem verminderten Sauerstoffverbrauch der betroffenen Lunge, auch sind die Glukoseaufnahme und die Milchsäureproduktion bei Durchblutung des Lungenlappens nur von der A. bronchialis aus signifikant niedriger als bei nicht unterbrochener pulmonaler Blutzufuhr (HIRCHE und Mitarbeiter 1964). Daraus muß der Schluß gezogen werden, daß die arterioarteriellen und die interkapillären Anastomosen zwischen Bronchial- und Pulmonalgefäßen nicht ausreichend sind, um das gesamte Lungengewebe allein von den Bronchialgefäßen aus adäquat zu versorgen. Umgekehrt hat die Unterbrechung des Blutzustroms aus den Bronchialarterien keine nachteiligen Folgen für das Lungengewebe. Die vorhandenen Anastomosen reichen für die Versorgung des Bronchialgewebes aus. Bei einer Versuchsanordnung mit Ligatur der Bronchialarterien treten keine nutritiven Störungen auf. Werden aber die Bronchialarterien mit Vinylacetat injiziert, das die Kapillaren nicht passieren kann und die größeren Arterienäste vollkommen verstopft, so treten nekrotisierende Entzündungen der Lappenbronchien unmittelbar hinter deren Abgang auf eine Strecke von wenigen Millimetern auf (ELLIS und Mitarbeiter). Somit sind die Bronchialarterien für die Ernährung des Hauptbronchus und der hilusnahen Abschnitte der Lappenbronchen unbedingt notwendig, da diese Gebiete von den Pulmonalarterien durch eigene Kapillaren nicht ausreichend versorgt sind. Nach MARCHAND und Mitarbeiter entspricht die Größe der Bronchialarterien des menschlichen Fetus ungefähr der des Erwachsenen. Sie haben also nach der Geburt kein Größenwachstum, wohingegen die Pulmonalgefäße prä- und postnatal ein starkes Größenwachstum aufweisen. Somit kommt den Bronchialarterien während der Fetalzeit eine wichtige Rolle in der Ernährung der ganzen Lunge zu, die sich im postnatalen Leben auf die Ernährung der Hilusregion beschränkt. Bei Auftreten krankhafter Zustände im Bereich der Lunge kann das Bronchialgefäßsystem wiederum herangezogen werden, eine wichtige nutritive Rolle zu übernehmen.
2. ELLIS und Mitarbeiter haben in Untersuchungen mit experimentellen Lungenarterienembolien gezeigt, daß Lungenparenchymblutungen im Gefolge einer Embolie durch den Bronchialarterienkreislauf hervorgerufen werden. Die Bronchialarterienzirkulation ist nur dann nicht notwendig für die Entwicklung eines Lungeninfarktes nach Lungenarterienembolie, wenn der Lungenvenendruck infolge krankhafter Zustände erhöht ist.
3. Im totalen kardiopulmonalen Umgehungskreislauf ist der Bronchialfluß wahrscheinlich geringfügig erhöht (MOERSCH und DONALD, MICOZZI und Mitarbeiter, CORTESINI und Mitarbeiter).
4. Bei Kollaps der Lunge ist der Bronchialfluß minimal (SALISBURY und Mitarbeiter, WEIL und Mitarbeiter, PEZZOLI und PULIN).
5. Die Abklemmung der Pulmonalarterie einer Seite führt reflektorisch zu homolateraler Bronchokonstriktion mit entsprechender Hyperventilation der Gegenseite (FINLEY, GARDNER).
6. Nach Abklemmen der Pulmonalarterie einer Seite kann das Bronchialarterienblut infolge fehlenden Gegendrucks bereits durch die arterio-arteriellen präkapillären Anastomosen in die Äste der Lungenarterie abfließen. Bei Operationen am offenen Herzen entleert sich bei schlußunfähigen Pulmonalklappen immer Blut, das aus dem

Bronchialkreislauf entstammt, durch die Pulmonalarterie aus der Lunge. Da ein Teil des Bronchialarterienblutes bereits präkapillär in das Lungenarterienbett übertritt und von hier, dem geringsten Widerstand folgend, in das rechte Herz abfließt, muß es auch im Bereich des bronchialen Kapillargebietes zu einer Minderdurchblutung kommen; keinesfalls kann die geringe Blutmenge, die die bronchialen Kapillaren erreicht, ausreichen, über interkapilläre Anastomosen auch noch das alveolare Kapillarbett zusätzlich ausreichend zu versorgen. Eine auf diese Weise auf dem Blutweg entstehende Hypoxie der Lunge führt zu präkapillärer Vasokonstiktion der Lungenarterien. Die durch Sistieren der Atmung ausgelöste Hypoxie des Alveolargases bringt eine Konstriktion der postkapillären Venen mit sich (FISHMAN). Beide Faktoren führen zu einer Behinderung des Blutabflusses aus dem Kapillargebiet und können auf dem Wege über eine Gefäßwandschädigung durch Gewebshypoxie und Gefäßerweiterung durch Blutstauung eine Flüssigkeits- und später Korpuskulardiapedese in das Alveolargerüst auslösen. Man könnte sich auf diese Weise das anatomische Substrat des PPLS in seinem Entstehungsmechanismus gut vorstellen.

7. Unter krankhaften anatomischen Kreislaufbedingungen im Bereich der Lunge ist der Bronchialkreislauf, d.h. die Durchblutung der Bronchialarterien, vermehrt (SCHOEDEL und HEIMBURG). Unter diesen Umständen sind natürlich wesentlich stärkere Auswirkungen einer Unterbrechung des Blutzustroms durch die Pulmonalarterie zu erwarten als beim Kreislaufgesunden. Bei Unterbindung einer Pulmonalarterie des Hundes nimmt der präkapilläre Bluteinstrom aus der Bronchialarterie im Laufe der folgenden Wochen stark zu. Vier Monate nach Ligatur eines Pulmonalarterienastes wurde am Hund ein präkapillärer Bluteinstrom gemessen, der die Hälfte der Normaldurchblutung eines Lungenflügels erreichte (SCHOEDEL und HEIMBURG). Bei kongenitaler Atresie des Hauptstammes der A. pulmonalis wurde an vier Patienten ein praekapillärer Bluteinstrom von 1,4 bis 5 Liter/Minute, bei einem dieser Patienten unter Belastung sogar 9 Liter/Minute gemessen (SCHOEDEL und HEIMBURG). Ähnlich dürften die Verhältnisse bei Patienten des Fallotschen Symptomenkreises mit hochgradiger Pulmonalstenose liegen. Aus diesen Zahlen ergibt sich die enorme Bedeutung der Bronchialzirkulation des lungenkreislaufkranken Patienten sowie die Bedeutung der Unterbrechung der Pulmonaldurchblutung für die Blutströmung in den Anastomosen. Es muß aber betont werden, daß auch rein valvuläre Herzfehler, auch erworbene, mit einer Vermehrung des Bronchialarterienflusses durch Erweiterung der Gefäße vergesellschaftet sind. So finden sich Erweiterungen der Arterien des Bronchialkreislaufs sowie Erweiterung und Vermehrung der präkapillären Verbindungen bei Störungen des Bluteinstroms über die A. pulmonalis, eine Erweiterung der venovenösen postkapillären Verbindungen und Vermehrung derselben bei Druckerhöhung im venösen Schenkel entweder des kleinen oder des großen Kreislaufs. – Die Unterbindung einer Pulmonalarterie wird nach einigen Stunden bis Tagen von einer Totalatelektase der gleichseitigen Lunge gefolgt (FINLEY und GARDNER, zit. n. COMROE jr. 1962).

Planung der eigenen Untersuchungen

Durch sogenannten totalen kardiopulmonalen Umgehungskreislauf von einer Stunde Dauer oder länger treten beim kreislaufgesunden Hund immer morphologische Veränderungen in der Lunge auf, wie sie, nur in wesentlich vermehrtem Ausmaß, das PPLS charakterisieren. Dies ist durch zahlreiche Tierexperimente bewiesen (Literatur siehe bei GALLETTI und BRECHER). Diese morphologischen Veränderungen sind die Grundlage für unsere experimentellen Untersuchungen. Ziel unserer Experimente war, zu prüfen, ob sich beim Hund das Auftreten der morphologischen Lungenveränderungen nach dem kardiopulmonalen Bypass verhindern läßt, wenn eine Minimaldurchblutung der Lunge mit etwa $1/10$ des Gesamtflowvolumens durch die A. pulmonalis während des Umgehungskreislaufs durchgeführt wird. Aus technischen Gründen war es uns nicht möglich, die Tiere postoperativ längere Zeit überleben zu lassen, womit eine klinische Überprüfung der postoperativen Lungenfunktion zur Objektivierung der Wirksamkeit der Lungenarterienperfusion unmöglich war. Um das Ausmaß der morphologischen Veränderungen der Lungen zu verstärken, haben wir die Bypassdauer bei fast allen Experimenten auf zwei Stunden erhöht. Nach Beendigung des Bypass und Wiederherstellung »normaler« Kreislaufverhältnisse ließen wir die Versuchstiere 5–10 Minuten überleben und haben dann Lungenstücke für die mikroskopische und elektronenoptische Untersuchung entnommen.

II. Eigene tierexperimentelle Untersuchungen

Bei allen Untersuchungen war die Auswirkung eines zweistündigen sogenannten »totalen kardiopulmonalen Umgehungskreislaufs« auf das morphologische Erscheinungsbild der Lungen zu prüfen. Die Experimente unterschieden sich ausschließlich in der Perfusionsart der Pulmonalarterie (Pulmonalperfusion) und in der Technik der Belüftung der Lungen während der kardiopulmonalen Bypass. Der Bypass selbst wurde bei allen Untersuchungen möglichst normotherm und unter Bedingungen des vollen errechneten Flows (siehe Nomogramm) durchgeführt. Um eine Abkühlung des Blutes während der extrakorporalen Zirkulation weitgehend zu vermeiden, wurde in den arteriellen Schenkel des extrakorporalen Kreislaufs ein Wärmeaustauscher zwischengeschaltet. Die Oxygenierung des Blutes erfolgte mittels Plastiksack-Bubble-Oxygenator der Firmen *Travenol* und *Rygg–Kyvsgaard*. Die Füllung des extrakorporalen Systems erfolgte mit Rheo-Macrodex oder Gelifundol. Vor Anschluß des Bypass erhielten die

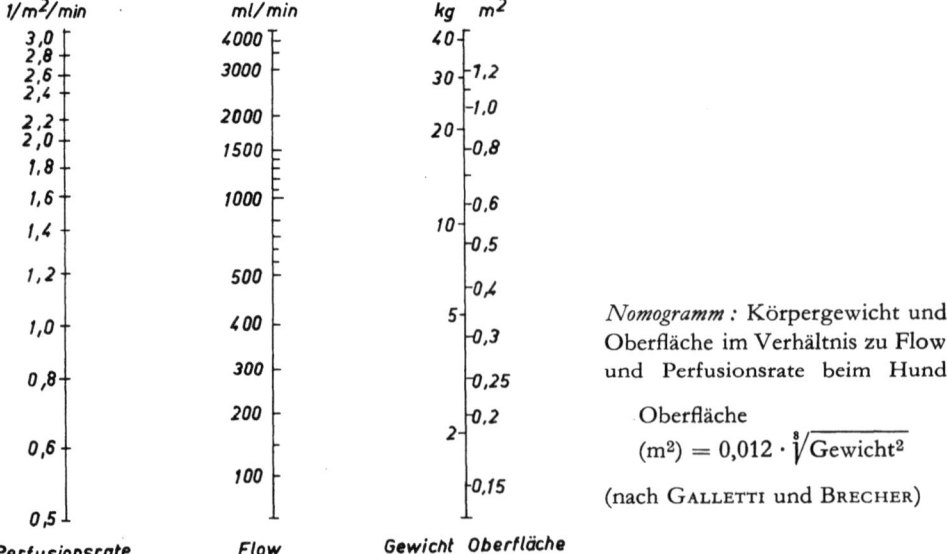

Nomogramm: Körpergewicht und Oberfläche im Verhältnis zu Flow und Perfusionsrate beim Hund

Oberfläche $(m^2) = 0{,}012 \cdot \sqrt[3]{\text{Gewicht}^2}$

(nach Galletti und Brecher)

Hunde 3 mg/kg Körpergewicht Heparin. Als Herz-Lungen-Maschine wurde eine Sonderanfertigung des Modells der *Weisshaar*-Elektronik München verwendet. Diese Maschine wurde auf Grund der Erfahrungen der Düsseldorfer Chirurgischen Universitätsklinik mit drei Rollerpumpen versehen. Die Drainage des Hohlvenenblutes in die Maschine erfolgt durch Schwerkraft, eine Pumpe übernimmt die Förderung des Blutes im arteriellen Schenkel der Maschine, die beiden verbleibenden Pumpen können wahlweise als Vakuum- oder Druckpumpen Verwendung finden, so daß man auch bei Anwendung einer Koronarsaugung noch eine Pumpe für eine zusätzliche Blutzufuhr zur Verfügung hat. Diese Pumpe ist im klinischen Gebrauch für die Koronarperfusion bestimmt und übernahm bei unseren Experimenten die Pulmonalperfusion. Durch Verwendung der Koronarperfusionspumpe für die Lungenperfusion hatten wir die Möglichkeit der Perfusion mit einer empirisch bestimmten Perfusionsmenge mit einer gleichzeitigen laufenden Druckmessung, die an jeder Pumpe automatisch erfolgte. Die Hämolyse war natürlich wesentlich niedriger zu halten als bei Abzweigung der Pulmonalperfusion aus dem Hochdruckgebiet der arteriellen Linie, was gerade bei der relativ langen Bypassdauer von zwei Stunden von Bedeutung war. Außerdem bestand auf diese Weise die Möglichkeit, die Pumpe mit venösem Blut zu speisen. Zwei Saugköpfe wurden über ein Y-Stück verbunden und an die Koronarsaugpumpe angeschlossen. Der eine diente zur dauernde Drainage des linken Herzens, der zweite zur fallweisen Absaugung von Blutextravasaten, die infolge des angewandten Prinzips der Blutverdünnung als Schutz vor Blut- und Volumsverlust unbedingt erforderlich war. Dies um so mehr, als wir mit Absicht auf die Zufuhr von Spenderblut verzichteten, da gerade Hunde auf Zufuhr von Spenderblut unter Umständen mit schwersten Kollapszuständen reagieren und Lungenveränderungen nach Bluttransfusionen bei Hunden bekannt sind, die Ähnlichkeit mit den Veränderungen beim PPLS aufweisen (NAHAS, SYKES).

Als Versuchstiere verwendeten wir Mischlingshunde verschiedenen Alters und einem Gewicht von etwa 20 kg. Diese Wahl des Versuchstiers erfolgte erstens aus finanziellen Gründen, zweitens, da Perfusionen an Hunden als Versuchsobjekt üblich sind und somit vergleichbare Voraussetzungen bestehen, und drittens, da die Verwendung kleinerer Tiere wegen nicht adäquater Perfusionseinrichtungen zusätzliche apparative Voraussetzungen nötig gemacht hätte. So konnte die vorhandene instrumentelle und apparative Ausrüstung verwendet werden.

Vorgehen bei den Experimenten

Narkosetechnik

Praemedikation der Tiere mit 1,5 ccm *Combelen Bayer* (Phenothiazin und Methyl-p-oxybencoicum) und 0,5 mg Atropin i. m. (die Menge entspricht einem Gewicht des Tieres von 20 kg).

Einleitung der Narkose mit 1–3 ccm Nembutal i. v., dann Verabreichung von 25 mg Succinyl i. v., Intubation und Beatmung mit einem Gemisch von 1 : 2 Teilen Sauerstoff und Lachgas. Die Beatmung erfolgte mit dem Pulmonat bei einer Frequenz von 16 bis 20/Minute und einem Atemminutenvolumen von etwa 10 Litern. Während des Bypass wurde die Atmungsmenge entsprechend der Versuchsanordnung stark reduziert oder die Lunge mit einem Gasdruck von 10 bis 15 cm Wassersäule gebläht gehalten bzw. auch ein Totalkollaps der Lunge herbeigeführt. Das bei Beatmung während des Bypass verwendete Gasgemisch war Sauerstoff und Lachgas im Verhältnis 1 : 1. Die Narkosetiefe wurde bei Bedarf durch Verabreichung von 0,5 bis 1,0 ccm Nembutal erhöht. Die Narkosen der Hunde wurden von den Herren Dr. med. DUDZIAK und

OA Dr. med. Pulver des Instituts für Anaesthesiologie der Universität Düsseldorf, Direktor: Prof. Dr. M. Zindler, ausgeführt.

Perfusionstechnik

Die Steuerung der Herz-Lungen-Maschine während des Bypass wurde von den hierfür ausgebildeten Technikern der Chirurgischen Universitätsklinik Düsseldorf unter Leitung von Herrn Güttler durchgeführt. Die Flowmengen wurden unter Zugrundelegung des Nomogramms berechnet und lagen bei einem 20 kg schweren Hund bei 1750 ccm/Minute. Die Sauerstoffzufuhr in den Oxygenator betrug 2–3 Liter/Minute/1000 ccm Flow unter Zusetzung von Kohlensäure im Verhältnis von 3 Teilen auf 100 Teile Sauerstoff.

Operationstechnik

In Rückenlage des Tieres erfolgte zuerst die Freilegung der rechten A. femoralis unmittelbar unterhalb des Leistenbandes. Sie wurde soweit mobilisiert und mit Bändchen angeschlungen, daß dem später erforderlichen Einbinden der arteriellen Kanüle keine Schwierigkeiten entgegenstanden. Hierauf erfolgte die Freilegung der linken Femoralgefäße unterhalb des Leistenbandes. In die linke A. femoralis, die nach distal hin unterbunden wurde, wurde der Katheter für die arterielle Druckregistrierung eingebunden und mit der Druckkammer verbunden. In die linke Vena femoralis, die ebenfalls nach distal hin unterbunden wurde, schob man den Katheter für die venöse Druckregistrierung so ein, daß die Katheterspitze etwa in Zwerchfellhöhe zu liegen kam. Auch dieser Katheter wurde sofort mit der Druckkammer verbunden.
Jetzt erfolgte unter exaktester Blutstillung mittels Elektrokoagulation und Umstechung größerer Gefäße die mediane Thorakotomie, wobei das Sternum längs mit einer kräftigen Schere durchtrennt wurde. Bei späteren Versuchen fanden wir die Längsdurchtrennung des Brustbeines mit dem Meißel nach Lebsche zweckmäßiger (geringere Gefahr der Verletzung von Mammariagefäßen, die beim Hund geschlängelt verlaufen). Unerwünscht, aber beim Hund leider unvermeidlich ist bei der Sternumdurchtrennung die Eröffnung beider Pleurahöhlen. Durch den Anaesthesisten wurde nach Eröffnung der Pleurahöhlen die Beatmung so dosiert, daß die Lungen fast die Ausdehnung hatten, die sie bei geschlossenem Thorax haben. Blutstillung der Sternumränder durch Bestreichen mit Bienenwachs. Eröffnung des Herzbeutels median. Jetzt wurden Aorta und Arteria pulmonalis separiert und die A. pulmonalis mit einem Nabelschnurbändchen angeschlungen. Bei einigen Experimenten erfolgte die Anschlingung einer Lungenarterie intrapericardial, wobei aus Gründen des technisch leichteren Vorgehens die linke Lungenschlagader gewählt wurde. Der Zugang zur rechten Arteria pulmonalis ist intraperikardial durch die vorliegende obere Hohlvene erschwert, der extraperikardiale Zugang nur nach längerer Bedrängung der oberen Lungenvene möglich. Wir waren besorgt, bei extraperikardialer Anschlingung der Lungenarterie eine Venenkompression durch das Bändchen zu setzen, wodurch sich möglicherweise Änderungen im mikroskopischen Erscheinungsbild der Lunge ergeben hätten. Eine Tabaksbeutelnaht um die Basis des rechten Herzohrs wurde für die Einführung der venösen Drainagekanüle angelegt, eine Tabaksbeutelnaht um die Basis des linken Herzohrs wurde angelegt für die spätere Linksherzdrainagekanüle. Im Bereiche der Ausflußbahn des rechten Ventrikels wurde unter möglichster Schonung von Koronargefäßen eine Tabaksbeutelnaht gelegt, die für Abdichtung der späteren Einführungsstelle des Pulmonalarterienperfusionsschlauches dienen sollte. Nun wurde intravenös Heparin verabreicht (3 mg/kg Körpergewicht),

die arterielle Kanüle wurde in die rechte Arteria femoralis eingebunden und nach Entlüftung mit der arteriellen Linie der Herz-Lungen-Maschine verbunden. Einführung des Drainageschlauches in den rechten Vorhof und Verbindung desselben mit der venösen Linie der Apparatur. Beginn des kardiopulmonalen Bypass. Die Erreichung des vollen errechneten Flows wurde möglichst rasch angestrebt. Die Beatmung der Lunge wurde nun der jeweiligen Versuchsanordnung angepaßt, dies wird bei der Besprechung der einzelnen Experimente gesondert angeführt. Bei weiterschlagendem Herzen wurde nun der Katheter für die Linksherzdrainage durch das linke Herzohr in den linken Vorhof eingeführt und in den linken Ventrikel vorgeschoben. Seitliche Augen im Katheter gewährleisten einen Abfluß des Blutes aus dem linken Vorhof und aus dem linken Ventrikel. Dieser Katheter wurde über ein Überlaufgefäß in Herzhöhe an die Koronarsaugpumpe angeschlossen (durch das Überlaufgefäß wird ein negativer Druck im Bereich des linken Herzens vermieden), eine Entschäumungseinheit der Firma Travenol (Einmalgerät) wurde zwischengeschaltet. Der mit Rheomacrodex oder Gelifundol gefüllte Schlauch für die Pulmonalperfusion wurde nun durch eine Stichincision innerhalb der vorgelegten Tabaksbeutelnaht im Bereiche der Ausflußbahn des rechten Ventrikels durch die Pulmonalklappe in die Arteria pulmonalis vorgeschoben und die Pulmonalarterie durch Anziehen des Nabelschnurbändchens über dem Schlauch abgedichtet, um ein Zurückfließen von Blut in den rechten Ventrikel bzw. Einfluß von Blut aus dem rechten Ventrikel zu verhindern. Beginn der Pulmonalperfusion, wobei vorher, falls vorgesehen, die linke Pulmonalarterie abgeklemmt worden war. Registriert wurden fortlaufend während des ganzen Experimentes arterieller und venöser Systemdruck, Druck der Pulmonalperfusion und EKG in drei Standardableitungen. Bei einzelnen Versuchen wurde auch der Druck in der Arteria pulmonalis durch gesondert in den Pulmonalisstamm eingebundenen Druckkatheter registriert. Bei einigen Versuchen wurde für unabhängig von unserer Fragestellung durchgeführte Experimente mit künstlichem Herzstillstand, die aber die Versuchsergebnisse hinsichtlich der Wirksamkeit der Pulmonalperfusion nicht beeinflussen konnten, eine Abklemmung der Aorta ascendens durchgeführt. Außer bei diesen Versuchen waren wir immer bestrebt, normale Herzaktion während des ganzen »Bypass« aufrechtzuerhalten und haben bei Auftreten von Kammerflimmern durch Elektroschock auch immer wieder Sinusthythmus herstellen können. Der kardiopulmonale Umgehungskreislauf wurde für jeweils zwei volle Stunden bei unveränderter Technik und vollem Flow durchgeführt.

Nach zwei Stunden wurde in üblicher Weise vom Bypass abgegangen. Zuerst Abschaltung der Pulmonalperfusion und Entfernung des Perfusionsschlauchs, dann langsame Reduzierung des Perfusionsvolumens und Abschaltung des Umgehungskreislaufs; hierauf Entfernung des venösen Drainageschlauches aus dem rechten Vorhof. Erst dann wurde auch die Linksherzdrainage entfernt. Das Tier wurde unter Kontrolle des Blutdrucks bei wieder durchgeführter Beatmung für 5–10 Minuten überleben gelassen und nach Entnahme von Blut aus dem linken Vorhof für eine Blutgasanalyse durch Ausblutenlassen in die Herz-Lungen-Maschine über die arterielle Linie getötet. Unmittelbar nach Einsetzen von Herzkammerflimmern wurden aus der rechten und linken Lunge jeweils von Ober- und Unterlappen an etwa gleicher Stelle bei allen Versuchen Gewebsstücke für die histologische Untersuchung entnommen. Weitere Gewebsstücke wurden für Zwecke elektronenmikroskopischer Untersuchung (Dr. P. G. KNOBLICH, Pathologisches Institut der Universität Düsseldorf, Direktor: Prof. Dr. H. MEESSEN) aus verschiedenen Lungenteilen entnommen. Nach Ende des »Bypass« wurde Blut aus der Herz-Lungen-Maschine zur Bestimmung der Hämolyse entnommen. Hämolysemessungen wurden im allgemeinen auch während des Bypass in halbstündigen Intervallen durchgeführt.

Versuch 1

Versuchstag: 23. 9. 1965
Versuchstier: männlicher Hund, Gewicht 19 kg, Körperoberfläche 0,8 qm
Versuchsanordnung:
Während des zweistündigen kardiopulmonalen Bypass wurde eine Durchströmung des pulmonalen Strombettes über die Arteria pulmonalis mit $1/10$ des Gesamtflows mit arterialisiertem Blut für beide Lungen durchgeführt. Die Lungen wurden während des Bypass gebläht gehalten, aber nicht ventiliert.
Voller Flow: 1840 ccm/Minute
Pulmonalperfusionsmenge: etwa 180 ccm/Minute
Füllung des Schlauchsystems und des Oxygenators: Rheomacrodex 750 ccm.
Tiefster Wert der extrakorporalen Bluttemperatur: 31°C

Verlauf des Experimentes

Bis zur Kanülierung gute Kreislaufverhältnisse des Tieres. Dann rasch Schwächerwerden der Herzaktion mit Pulsanstieg und Druckabfall. Gleich nach Beginn des Bypass Auftreten von Herzkammerflimmern. Einführung der Linksherzdrainage und der Pulmonalperfusion, Beginn der Pulmonalperfusion. Bei einem arteriellen Blutdruck von um 80 mm Hg und gutem venösen Rückfluß (Höhendifferenz Herz-Einlaß des Oxygenators 40 cm) wird durch einmaligen Elektroschock das Kammerflimmern beseitigt und es tritt Sinusrhythmus auf. Während des zweistündigen kardiopulmonalen Bypass wurde bei gleichbleibenden Perfusionsbedingungen die Perfusion der Arteria pulmonalis mit oxygeniertem Blut in einer Menge von 180–190 ccm/Minute aufrecht erhalten. Nach zwei Stunden langsames Abgehen vom Bypass, nachdem zunächst die Lungenarterienperfusion abgeschaltet, das Pulmonalarterienbändchen entfernt und der Pulmonalperfusionsschlauch unter gleichzeitigem Zuziehen der Tabaksbeutelnaht aus dem Herzen entfernt wurde. Bypassende, Entfernung der venösen Drainage aus dem rechten Vorhof. Das Herz schlägt weiter im Sinusrhythmus und wirft gut aus, der arterielle Druck liegt um 100 mm Hg systolisch. Das Tier wird unter gleichbleibend guten Kreislaufverhältnissen und künstlicher Beatmung 10 Minuten überleben gelassen, dann Ausblutung des Tiers, wobei es unter Druckabfall und Pulsanstieg nach etwa zwei Minuten zum Kammerflimmern kommt.

Blutgasanalyse 5 Minuten nach Bypassende (Blut aus dem linken Vorhof):
pH 7,304, pCO_2 32 mm Hg, pO_2 67,8 mm Hg, Bikarbonat 16,6 und Base Excess — 9,9 bei einer Bluttemperatur von 33°C.
Hämolyse: Bypassbeginn 2,67 mg%, nach 30 Minuten Bypass 6,38 mg%, nach 60 Minuten Bypass 9,82 mg%, nach 90 Minuten Bypass 16,6 mg%, nach 120 Minuten Bypass 24,9 mg%.
Druckwerte in der Arteria pulmonalis (während der Perfusion laufend am Manometer der Pumpe abgelesen und vor Ende der Pulmonalperfusion durch direkte Punktion der Arteria pulmonalis bestätigt): bei Bypassbeginn 30 mm Hg mit langsamem Anstieg bis gegen Ende der Pulmonalperfusion und gleichbleibender Perfusionsmenge auf 40 mm Hg.
Unmittelbar nach Einsetzen des Kammerflimmerns wurde aus beiden Lungen, die makroskopisch völlig unauffällig waren, aus Ober- und Unterlappen Gewebe für die mikroskopische Untersuchung entnommen. Außerdem wurde Lungengewebe für eine elektronenoptische Untersuchung entnommen und der Fixierungsakt sofort begonnen.

Ergebnis der mikroskopischen Untersuchung

Es finden sich vereinzelt Atelektasen im Lungenparenchym. Ganz vereinzelt Blutungen ins Lungenparenchym von geringer Ausdehnung. Geringgradiges Ödem einzelner Alveolarsepten. Die Alveolarkapillaren sind gut durchblutet und nicht überdehnt. Keine Gefäßanschoppung. Bei oberflächlicher Betrachtung finden sich gegenüber einer »normalen« Lunge keine Veränderungen. Auch sind an oberen und unteren Lungenabschnitten keine faßbaren Unterschiede zu erkennen.

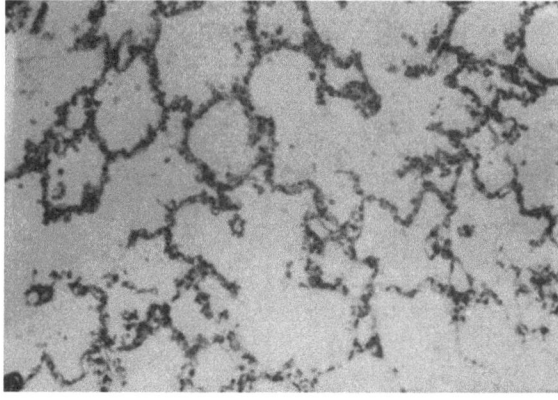

Abb. 1
Versuch vom 23. 9. 1965,
Perfusion beider Lungen mit
arterialisiertem Blut bei Blähung
beider Lungen
Linker Lungenunterlappen

Außer einem geringgradigen Ödem einzelner Alveolarsepten kein auffälliger Befund

Versuch 2

Versuchstag: 9. 7. 1965
Versuchstier: männlicher Hund, Gewicht 20 kg, Körperoberfläche 0,85 qm
Versuchsanordnung:
Während eines zweistündigen kardiopulmonalen Bypass wurde eine Durchströmung des pulmonalen Strombettes der linken Lunge mit $1/10$ des Gesamtflows über die Arteria pulmonalis mit arterialisiertem Blut durchgeführt. Die rechte Lungenarterie war während des Bypass abgeklemmt. Die Lungen wurden während des Bypass gebläht gehalten.
Voller Flow: 1900 ccm/Minute
Pulmonalperfusionsmenge: etwa 190 ccm/Minute
Füllung des Schlauchsystems und des Oxygenators: Rheomacrodex 750 ccm

Verlauf des Experimentes

Gute Herztätigkeit bis zum Bypassbeginn. Einführung der Linksherzdrainage und der Pulmonalperfusion in üblicher Weise. Bei einem arteriellen Blutdruck von 80 mm Hg und gutem venösen Rückfluß rasche Erreichung des vollen Flows. Während des zweistündigen cardiopulmonalen Bypass wurde bei gleichbleibenden Perfusionsbedingungen die Perfusion der linken Lungenarterie mit 190 ccm pro Minute arterialisiertem Blut durchgeführt. Nach zwei Stunden Abgehen vom Bypass in üblicher Weise. Unmittelbar im Anschluß an den Bypass wird das Tier durch Ausblutenlassen getötet und Gewebe aus beiden Lungen für die mikroskopische Untersuchung entnommen.

Ergebnis der mikroskopischen Untersuchung

Rechte (nicht perfundierte) Lunge
Es finden sich ausgeprägte Befunde der Blutanschoppung von Alveolarkapillaren mit

Überdehnung der Kapillaren. Die Alveolarsepten sind durch Ödem, das die Interzellularsubstanz blasig auftreibt, verdickt. Die Alveolarsepten zeigen teilweise Frakturen des elastischen Gerüsts. In anderen Lungenabschnitten findet man auffallend blutleere Alveolarkapillaren. Mäßig ausgeprägt sind Atelektasen, vereinzelt findet man Blutungen ins Lungenparenchym sowie geringgradiges Lungenödem.

Linke (perfundierte) Lunge
Die mikroskopische Untersuchung ergibt ein weitgehend normales Lungenbild. Stellenweise sind die Alveolarsepten durch Ödem etwas aufgelockert und verbreitert, vereinzelt finden sich auch Atelektasen. Die Alveolarkapillaren sind überall gut durchblutet und zeigen nirgends die Befunde der Überdehnung und Anschoppung.

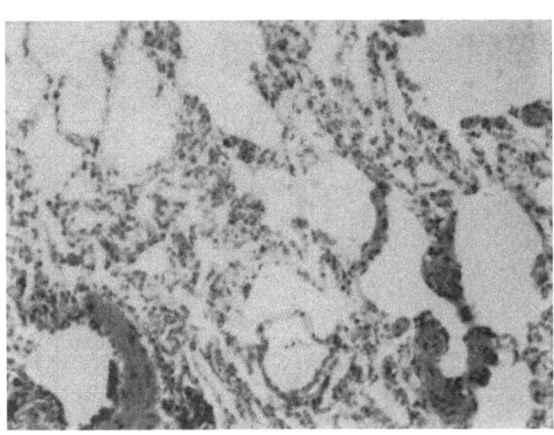

Abb. 2
Versuch vom 9. 7. 1965,
Perfusion der linken Lunge mit arterialisiertem Blut bei Blähung beider Lungen
Rechte (nicht perfundierte) Lunge

In Bildmitte ausgeprägte Befunde der Überdehnung mit Anschoppung von Alveolarkapillaren, daneben auffallend blutleere Alveolarkapillaren. Ödem der Alveolarsepten deutlich. Atelektatische Lungenbezirke

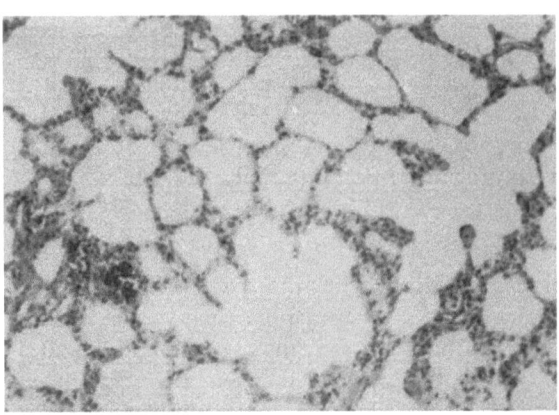

Abb. 3
Versuch vom 9. 7. 1965,
Perfusion der linken Lunge mit arterialisiertem Blut bei Blähung beider Lungen
Linke (perfundierte) Lunge

Weitgehend normales Lungenbild. Geringes Ödem der Alveolarsepten, die Alveolarkapillaren gut durchblutet, nicht überdehnt

Versuch 3

Versuchstag: 12. 10. 1965
Versuchstier: weiblicher Hund, Gewicht 24 kg, Körperoberfläche 0,8 qm

Versuchsanordnung:
Während des 70 Minuten dauernden kardiopulmonalen Bypass wurde eine Durchströmung des pulmonalen Strombettes über die A. pulmonalis mit $1/10$ des Gesamtflows mit venösem Blut bei Blähung beider Lungen mit Sauerstoff-Lachgasgemisch 1 : 1 für beide Lungen durchgeführt.
Voller Flow: 2,14 Liter/Minute
Pulmonalperfusionsmenge: 210 ccm/Minute
Füllung des Oxygenators und des Schlauchsystems: (Verwendung des größeren Oxygenators der Fa. Travenol Modell 1500): Gelifundol
Tiefster Wert der extrakorporalen Bluttemperatur: 34°C

Verlauf des Experimentes

Verlauf bis Bypassbeginn o. B. Nach Erreichen des vollen Flows Einführen der Linksherzdrainage und des Pulmonalperfusionsschlauches. Außerdem wurde bei diesem Versuch der Pulmonalarteriendruck durch gesondert eingeführten Katheter gemessen. Der Druck in der Arteria pulmonalis lag vor Beginn des Bypass um 25 mm Hg Mitteldruck, fiel aber noch vor dem Bypass auf 12/5 bis 10/5 mm Hg ab. Im totalen kardiopulmonalen Bypass mit Pulmonalperfusion $1/10$ des vollen Flows fiel der Druck in der Arteria pulmonalis auf 5/3 mm Hg ab. Bei versuchsweise für eine Minute erhöhter Pulmonalperfusion auf 20% des vollen Flows erhöhte sich der Pulmonalarteriendruck auf 10/6 mm Hg.
Bei diesem Versuch wurde ein Kaliumherzstillstand von 30 Minuten Dauer mit Aortenabklemmung durchgeführt. 35 Minuten nach Beginn des Herzstillstandes und 5 Minuten nach Freigabe der Koronardurchblutung wurde durch mehrfache Elektroschocks wieder Sinusrhythmus hergestellt. Dieses Tier sollte für 24 Stunden überleben. Es wurde deshalb nach Bypassende eine exakte Versorgung der Operationswunden durchgeführt und die Arteriotomiewunde der rechten Arteria femoralis durch evertierende Naht verschlossen. Die Lungen waren bei Verschluß des Thorax makroskopisch vollkommen unauffällig.
Bei guten Kreislaufverhältnissen und wiedergekehrter Spontanatmung erhielt das Tier 30 mg Nembutal i. v., um für die nächsten Stunden ruhig zu sein. Im unmittelbaren Anschluß an die Injektion tritt ein Atemstillstand ein, nach ½ Stunde künstlicher Beatmung ist die Spontanatmung nicht wiedergekehrt. Das Experiment wird abgebrochen. Rethorakotomie und Entnahme von Lungengewebe für die mikroskopische Untersuchung aus beiden Lungen. Das Tier hat den Bypass 90 Minuten überlebt.

Ergebnis der mikroskopischen Untersuchung

In beiden Lungen ausgedehnte Atelektasen, die Lungen sind blutreich und zeigen vielfach das Bild der intravasalen Leukozytenvermehrung, besonders in größeren Gefäßen randständig. Vereinzelt finden sich Blutungen in die Alveolen. Die Lungenkapillaren im Bereich der Alveolarwände sind blutreich, aber ohne die Befunde der kapillären Gefäßanschoppung. Beurteilung: Der Befund ist sicher durch das Überleben des Tiers von 90 Minuten gegenüber den Bildern bei den anderen Versuchen verändert. Die Atelektasen sind sicher großteils auf die künstliche Beatmung zurückzuführen, die manuell durchgeführt wurde und wohl nicht bis zum Schluß ausreichend war. Außerdem lag das Tier am Rücken und in beiden Pleurahöhlen hatte sich Blut angesammelt, das die abhängigen Lungenpartien komprimierte.

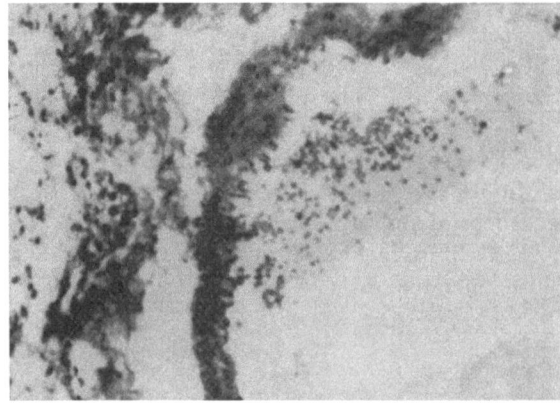

Abb. 4
Versuch vom 12. 10. 1965,
Perfusion beider Lungen mit
venösem Blut bei Blähung beider
Lungen
Linker Lungenunterlappen

Lungenabschnitt mit größerer Lungenvene und Befunden der intravasalen Leukozytose

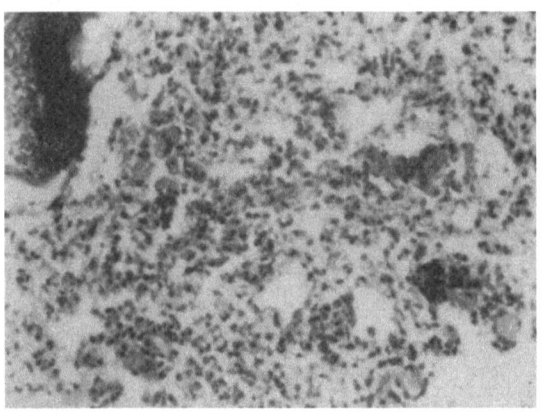

Abb. 5
Versuch vom 12. 10. 1965,
Perfusion beider Lungen mit
venösem Blut bei Blähung beider
Lungen
Linker Lungenunterlappen

Lungenbezirk mit ausgeprägter Atelektase

Blutgasanalysen:
Vor Bypassbeginn: Bluttemperatur 36,4°C, 15.30 Uhr
    pH   7,404
    pCO_2 32,5
    pO_2 130,2
    Bikarbonat 22,0
    Base Excess —2,5   Defizit: 25 ml
nach 10 Minuten totalem Bypass, Bluttemperatur 33,6°C, 16,05 Uhr:
    pH   7,312
    pCO_2 36,5
    pO_2 270,0
    Bikarbonat 18,8
    Base Excess —7,2   Defizit: 69 ml
10 Minuten nach Bypassende, Bluttemperatur 35,5°C, 17.18 Uhr:
    pH   7,252
    pCO_2 47,0
    pO_2 120,6
    Bikarbonat 18,4
    Base Excess —7,8   Defizit: 78 ml
Hämolysewerte: Ausgangswert Null,
       nach 30 Minuten Bypass 4,35 mg%
       nach 60 Minuten Bypass 14,0 mg%

Versuch 4

Versuchstag: 30. 9. 1965
Versuchstier: männlicher Hund, Gewicht 21 kg, Körperoberfläche 0,86 qm
Versuchsanordnung:
Während des zweistündigen kardiopulmonalen Bypass wurde eine Durchströmung des pulmonalen Strombettes über die Arteria pulmonalis mit $1/10$ des Gesamtflows mit venösem Blut für beide Lungen durchgeführt. Die Lungen wurden während des Bypass reduziert beatmet (Sauerstoff–Lachgas 1 : 1).
Foller Flow: 1980 ccm/Minute
Pulmonalperfusionsmenge: 200 ccm/Minute
Füllung des Schlauchsystems und des Oxygenators: Rheomacrodex 1000 ccm
Tiefster Wert der extrakorporalen Bluttemperatur: 33,4°C

Verlauf des Experimentes

Gute Kreislaufverhältnisse bis zum Beginn des Bypass. Der Sinusrhythmus bleibt auch nach Einsetzen der extrakorporalen Zirkulation erhalten. Während des ganzen Experimentes konnte ohne Zufügen von Infusionslösungen voller Flow erhalten werden. Der für die Pulmonalperfusion notwendige Pumpendruck lag während des ganzen Versuches um 40 mm Hg ohne Anstieg gegen Ende der Perfusion. Die Lungen wurden während des Bypass mit einer Frequenz von 5 Atemzügen pro Minute beatmet. Nach 15 Minuten Bypass Einleiten eines Kaliumherzstillstandes mit Abklemmung der Aorta. Der Herzstillstand wurde anoxisch über 45 Minuten aufrechterhalten. Dann Öffnen der Aortenklemme und damit Freigabe der Blutpassage durch die Koronarien. Auftreten von Kammerflimmern, nach 5 Minuten konnte durch einen Elektroschock Sinusrhythmus wiederhergesellt werden. Dieser ging nach etwa 2 Minuten wieder in Kammerflimmern über, konnte aber durch einen erneuten Elektroschock dauerhaft in Sinusrhythmus übergeführt werden.
Nach Beendigung des Bypass in üblicher Weise gute Kreislaufverhältnisse, künstliche Beatmung mit einer Frequenz von etwa 20 Atemzügen in der Minute. Das Tier wurde 10 Minuten überleben gelassen. Dann Entnahme von Blut zur Blutgasanalyse, nach Ausblutenlassen des Tieres Entnahme der Gewebsstücke aus beiden Lungen für die mikroskopische und elektronenoptische Untersuchung.

Blutgasanalyse 10 Minuten nach Bypassende:
  Linke untere Lungenvene: pO_2 107,8
  Rechte obere Lungenvene: pO_2 115,0

Blutgasanalyse Aorta 1 Minute nach Bypassende:
  pH 7,268, pCO_2 35,6, pO_2 155,5, Bikarbonat 17,0, Base Excess — 10,0.

Hämolyse: Bypassbeginn 6,2 mg%, nach 30 Minuten Bypass 18,4 mg, nach 60 Minuten 26,4 mg%, nach 90 Minuten 34,2 mg%, nach 120 Minuten Bypass 39,3 mg%.

Auffällig war bei diesem Versuch, daß schon kurz nach Bypassbeginn, unmittelbar nach Beginn der Pulmonalarterienperfusion, eine Überfüllung des extrakorporalen Systems auftrat, die zur Entnahme von fast 1000 ccm verdünnten Blutes zwang. Die entnommene Menge wurde im Verlaufe der Perfusion zum größten Teil wieder reinfundiert. Dabei wurden außer 120 ccm Kaliumlösung, die für den Herzstillstand erforderlich waren, keine zusätzlichen Infusionen vorgenommen, und der berechnete volle Flow konnte ohne Schwierigkeiten während des ganzen Experimentes aufrechterhalten werden.

Ergebnis der mikroskopischen Untersuchung

Linker Oberlappen: Kaum atelektische Bezirke. Kapillaren der Alveolarwände gut durchblutet, nicht überdehnt. Peribronchial ganz vereinzelt Blutungsherde. Die Alveolasepten sind schlank.
Linker Unterlappen: Mittelgradig ausgeprägte Atelektasen, die Alveolarkapillaren erscheinen auch hier gut durchblutet und nicht überdehnt. Nur ganz geringes Ödem der Alveolarsepten stellenweise erkennbar. Sonst kein auffälliger Befund.
Rechte Lunge: gleichartiger Befund wie links.
Beurteilung: Die Lungenkapillaren sind gut durchblutet und nicht überdehnt. Wenig Atelektasen. Alveolarsepten schlank. Keine wesentlichen Parenchymblutungen.

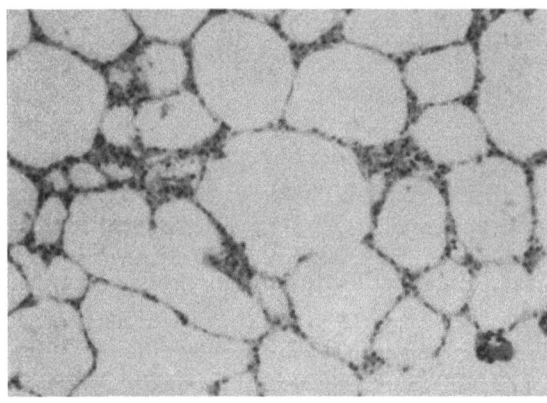

Abb. 6
Versuch vom 30. 9. 65,
Perfusion beider Lungen mit venösem Blut bei reduzierter Beatmung beider Lungen
Linker Lungenunterlappen

Alveolarkapillaren gut durchblutet, keine Kapillarüberdehnung. Alveolarsepten nicht verbreitert (geringes Septenödem im rechten unteren Bildabschnitt)

Versuch 5

Versuchstag: 7. 10. 1965
Versuchstier: männlicher Hund, Gewicht 20 kg, Körperoberfläche 0,83 qm
Versuchsanordnung:
Während des zweistündigen kardiopulmonalen Bypass wurde das Strombett der rechten Lunge über die Arteria pulmonalis mit $1/10$ des Gesamtflows mit venösem Blut durchgeführt. Das Tier wurde in den rechten Hauptbronchus intubiert und eine reduzierte Beatmung der rechten Lunge während des Bypass durchgeführt. Die linke Lunge war während des Bypass infolge nicht kompletter Abdichtung des Tubus nicht kollabiert und nur minimal beatmet.
Voller Flow: 1910 ccm/Minute
Pulmonalperfusionsmenge: 190 ccm/Minute
Füllung des Schlauchsystems und des Oxygenators:
    Gelifundol (Fa. Biotest) (5,6%ige Oxypolygelatine in isotonischer physiologischer Kochsalzlösung) 1000 ccm, Nachinfusion während des Bypass 500 ccm.
Tiefster Wert der extrakorporalen Bluttemperatur: 32°C

Verlauf des Experimentes

Gute Kreislaufverhältnisse bis zum Beginn des kardiopulmonalen Bypass. Der Sinusrhythmus blieb nach Beginn der extrakorporalen Zirkulation aufrecht.

Nach Einführung des Pulmonalperfusionsschlauches Abklemmung der linken Arteria pulmonalis intraperikardial, die hierfür verwendete Bulldog-Klemme rutscht mehrmals ab und bei einem vierten Versuch, sie anzulegen, wird eine Perforation der Arteria pulmonalis im Bereich der Gabel gesetzt. Im totalen Bypass wird ohne Lungenperfusion der sehr schwer zugängliche Riß genäht, hierauf die linke Arteria pulmonalis abgeklemmt und die Pulmonalperfusion rechts begonnen. Von Beginn des Bypass an waren bereits 18 Minuten verstrichen. Nach einer halben Stunde weiteren, komplikationslosem Bypass wurde die Aorta abgeklemmt und ein Kaliumherzstillstand eingeleitet. Dieser wurde für 45 Minuten aufrechterhalten, danach Abnahme der Aortenklemme, nach wenigen Minuten Auftreten einer Überdehnung der linken Kammer, die durch Lageänderung der Linksherzdrainage beseitigt werden kann. Hierauf Kammerflimmern, nach mehreren Schocks Sinusrhythmus, wobei der linke Ventrikel nur schwache Aktionen zeigt. Nach einigen Minuten Verbesserung der Herzkontraktionen. Nach insgesamt zwei Stunden Bypass Übergang auf partiellen Bypass. Normalisierung der Lungenbeatmung, Beendigung der extrakorporalen Zirkulation. Freigabe der Blutpassage durch die linke Lunge. Der arterielle Druck steigt nicht über 40 mm Hg an, der linke Ventrikel vermag keine Auswurfleistung aufzubringen. 5 Minuten nach Bypassende wird der Versuch durch Ausblutenlassen des Tiers beendet.

Während des Bypass bestanden keinerlei Schwierigkeiten, den vollen Flow aufrechtzuerhalten und dabei den arteriellen Druck zwischen 80 und 90 mm Hg zu halten. Die bei diesem Versuch aufgetretene Überdehnung des linken Ventrikels ist nur durch eine Schlußunfähigkeit der Aortenklappen erklärbar bei gleichzeitig insuffizienter Linksherzdrainage (Drain in den Vorhof zurückgerutscht). Durch die Überdehnung ist das postperfusionelle Linksherzversagen zu erklären. Die Entnahme der Lungenstücke für die mikroskopische und die elektronenoptische Untersuchung erfolgte in üblicher Weise. Die Lungen waren, außer einer während der Perfusion aufgefallenen Blässe der linken Seite, makroskopisch unauffällig, sie zeigten keine Atelektasen. Die rechte Lunge war am Ende des Versuchs etwas voluminöser, insbesondere im retrokardialen Anteil. Das Herz wurde im Ganzen für die mikroskopische Untersuchung dem Pathologischen Institut gegeben. Es wurde, noch schlagend, abgetrennt und sofort in Formalinlösung eingelegt. Eine Untersuchung der Aortenklappen auf eine die Insuffizienz erklärende Verletzung war uns deshalb nicht möglich.

Ergebnis der blutgasanalytischen Untersuchung nach Bypassende:

pH 7,561, pCO_2 3 (?), pO_2 143,3 (arteriell), Bikarbonat 17,0, Base Excess — 11,0 bei 33°C Bluttemperatur.

Ergebnis der Hämolysenuntersuchungen:

Hämolyse bei Bypassbeginn	4,56 mg%
nach 30 Minuten Bypass	13,5 mg%
nach 60 Minuten Bypass	15,5 mg%
nach 90 Minuten Bypass	29,13 mg%
nach 120 Minuten Bypass	58,67 mg%

Ergebnis der mikroskopischen Untersuchung

Rechte Lunge (perfundiert): Mittelgradig ausgeprägte Atelektase der Lungenbläschen, vereinzelt Blutaustritte in Alveolen. Keine Gefäßanschoppung. Nur geringes Ödem der Alveolarsepten. Die Alveolarkapillaren erscheinen überall gut durchblutet.

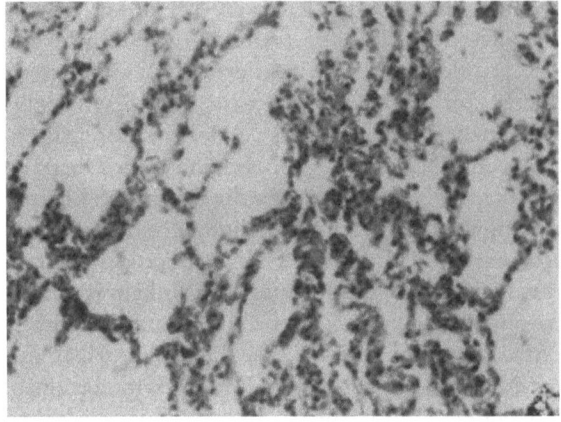

Abb. 7
Versuch vom 7. 10. 1965,
Perfusion der rechten Lunge mit venösem Blut bei reduzierter Beatmung der rechten Lunge und minimaler Belüftung der linken Lunge (Intubation des rechten Hauptbronchus ohne Bronchusabdichtung)
Rechte (perfundierte) Lunge nach Bypassende

Atelektatische Lungenabschnitte. Alveolarkapillaren gut durchblutet, nicht überdehnt. Nur geringes Ödem der Alveolarsepten

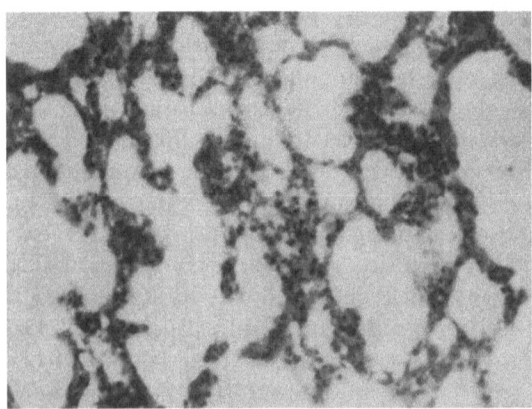

Abb. 8
Versuch vom 7. 10. 1965:
Perfusion der rechten Lunge mit venösem Blut bei reduzierter Beatmung der rechten Lunge und minimaler Beatmung der linken Lunge
Linke (nicht perfundierte) Lunge nach Bypassende

Atelektase geringer als auf der perfundierten und beatmeten Gegenseite. Ausgeprägte Befunde der kapillären Blutanschoppung und Kapillarüberdehnung im Alveolarbereich. Kein wesentliches Ödem der Alveolarsepten

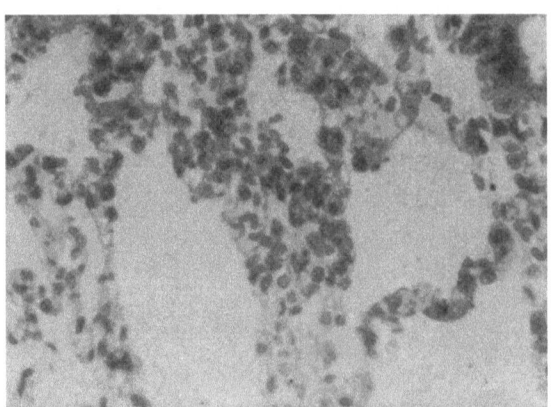

Abb. 9
Versuch vom 7. 10. 1965
Linke Lunge nach Bypassende, stärkere Vergrößerung

Lungenabschnitt mit Befund der Kapillaranschoppung und Kapillarüberdehnung (Vergr. 700fach).

Linke Lunge (nicht perfundiert): Die Lunge ist gut lufthaltig, deutlich weniger atelektatische Abschnitte als auf der rechten Seite. Es finden sich an zahlreichen Stellen Bilder der kapillären Gefäßanschoppung mit Überdehnung und an größeren Lungengefäßen Befunde der intravasalen randständigen Leukozytose. Ganz vereinzelt Blutungen in Alveolen.

Beurteilung: Die nicht perfundierte linke Lunge weist die Befunde der Gefäßanschoppung im Kapillarbereich an zahlreichen Stellen auf. An größeren Gefäßen finden sich auf der linken Seite intravasal randständig Leukozytenvermehrungen. Die perfundierte rechte Lunge ist deutlich blutreicher, aber zeigt keinerlei Befunde einer Kapillaranschoppung und Überdehnung. Die rechte Lunge weist aber mehr Atelektasen auf.

Versuch 6

Versuchstag: 5. 10. 1965
Versuchstier: männlicher Hund, Gewicht 22 kg, Körperoberfläche 0,89 qm
Versuchsanordnung:
Während des zweistündigen kardiopulmonalen Bypass wurde eine Durchströmung des pulmonalen Strombettes der rechten Lunge über die Arteria pulmonalis mit $1/10$ des Gesamtflows mit venösem Blut durchgeführt. Die Lungen waren während des Bypass kollabiert gehalten.
Voller Flow: 2050 ccm/Minute
Pulmonalperfusionsmenge: 200 ccm/Minute
Füllung des Schlauchsystems und des Oxygenators: Rheomacrodex 1000 ccm
Tiefster Wert der extrakorporalen Bluttemperatur: 33°C

Verlauf des Experimentes

Gute Kreislaufverhältnisse bis zum Beginn des Bypass. Der Sinusrhythmus bleibt auch nach Einsetzen der extrakorporalen Zirkulation bestehen. Mit Beginn der extrakorporalen Zirkulation wird die Beatmung der Lungen sistiert und man läßt beide Lungen kollabieren. Der Druck in der Arteria pulmonalis beträgt vor Beginn der Pulmonalperfusion aber bereits im kardiopulmonalen totalen Bypass 8/5 mm Hg (direkt gemessen). Nach Abklemmung der linken Pulmonalarterie intraperikardial Beginn der Lungenperfusion. Jetzt steigt der Druck in der Arteria pulmonalis auf 10/5 mm Hg an. Nach 45 Minuten Bypass kommt es unter zunächst leichtem Abfall des arteriellen Drucks unter Bedingungen des vollen Flows zum Kammerflimmern, das durch Elektroschock sofort wieder beseitigt werden konnte. Nach etwa 90 Minuten Bypass Abfall des arteriellen Drucks auf 60/45 mm Hg, der Pulmonalarteriendruck steigt auf 15/8 mm Hg an. Während die nicht perfundierte linke Lunge hell erscheint, ist die rechte Lunge blaurot und schwer, völlig luftleer. Bei guter Oxygenierung des Blutes entschließt man sich wegen des arteriellen Druckabfalls nach Drosselung der venösen Linie den Flow auf 110% zu erhöhen, dann erhöht man auf 125% des errechneten vollen Wertes. Die Pulmonalperfusionsmenge wird nicht erhöht. Noch viermal im Laufe des Bypass tritt Kammerflimmern auf, das durch Schock jeweils in Sinusrhythmus übergeführt werden kann. Es treten aber vermehrt ventrikuläre Extrasystolen auf. Der arterielle Druck liegt nun um 80/40 mm Hg. Nach 105 Minuten Bypass wird wieder mit der Beatmung begonnen, beide Lungen lassen sich ohne Schwierigkeiten voll entfalten und gleichzeitig nimmt auch die rechte Lunge wieder ein rosiges Aussehen an. Nur im Bereich des rechten Oberlappens findet sich an umschriebener Stelle subpleural ein Bezirk von dunklerer Farbe, der einem Blutaustritt ins Gewebe entspricht. Die Herzaktion bessert sich mit der Beatmung rasch, der linke Ventrikel beginnt auszuwerfen. Nach 120 Minuten wird die Pulmonalperfusion entfernt, die linke Lungenarterie freigegeben und langsam vom Bypass abgegangen, der arterielle Druck steigt nach Bypassende auf 150/120 mm Hg an, der Druck in der Arteria pulmonalis liegt um 18/10 mm Hg. Zehn Minuten nach Bypassende wird Blut für die Gasanalyse entnommen. Hierauf entnimmt man aus beiden Lungen Gewebsstücke für die mikroskopische Untersuchung und läßt das Tier ausbluten.

Die makroskopische Untersuchung zeigt im insgesamt schwer und etwas vergrößert erscheinenden rechten (perfundierten) Lungenflügel vereinzelt parenchymatöse Blutungen und vermehrten Schleim in den Bronchien, die linke Lunge zeigt nur vereinzelt kleinste Blutungen und erscheint im übrigen nicht verändert.

Außerdem wurde bei diesem Versuch unmittelbar vor Wiedereinsetzen der Beatmung nach 105 Minuten Bypass aus beiden Lungen Gewebe für die mikroskopische Untersuchung entnommen. Beide Gewebsstücke waren schwerer als die Fixierungsflüssigkeit (Formalin). Ergebnis der blutgasanalytischen Untersuchungen:

Sauerstoffspannung nach 45 Minuten Bypass (arterielle Linie der Maschine): 76 mm Hg

10 Minuten nach Bypassende linke Lungenvene:

    pH 7,424, pCO_2 32,0, pO_2 126,4, BK 21,8, BE — 2,8

10 Minuten nach Bypassende rechte Lungenvene:

    pH 7,404, pCO_2 34,0, pO_2 130,6, BK 21,8, BE — 2,8

Hämolyse:

Bypassbeginn nach 30 Minuten Bypass 15,1 mg%
              nach 60 Minuten Bypass 31,6 mg%
              nach 90 Minuten Bypass 44,2 mg%
              nach 120 Minuten Bypass 46,7 mg%

Ergebnis der mikroskopischen Untersuchung

Rechter Oberlappen nach 105 Minuten Bypass (vor Wiederbelüftung der Lunge): Vereinzelt Blutungen in die Alveolen, Lungenödem. Vereinzelt Befunde der intravasalen Leukozytenvermehrung, Atelektase.
Linker Oberlappen nach 105 Minuten Bypass: Perivaskuläres Ödem, Atelektase, mäßiges Ödem der Alveolarsepten, Gefäßleukozytose.
Rechter Oberlappen nach Bypassende: nur mäßiges Ödem der Alveolarsepten, sonst keine faßbaren morphologischen Veränderungen.
Linker Oberlappen nach Bypassende: Lungenödem stellenweise, Alveolarseptenödem, Überdehnung von Alveolen, vereinzelt subpleurale Atelektasen.
Beurteilung: In der nicht perfundierten linken Lunge örtlich nach 105 Minuten Bypass Befunde der kapillären Anschoppung neben leeren Alveolarkapillaren, zu diesem Zeitpunkt die perfundierte rechte Lunge deutlich blutreicher. Nach Bypassende nur geringer morphologisch faßbarer Unterschied beider Seiten. Die nicht perfundierte linke Lunge zeigt angedeutet Befunde der kapillären Anschoppung und Überdehnung, sowie intravasale wandständige Leukozytose.

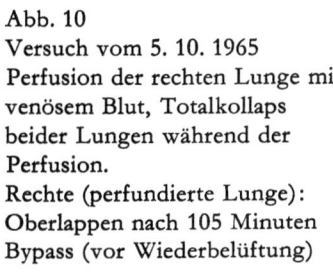
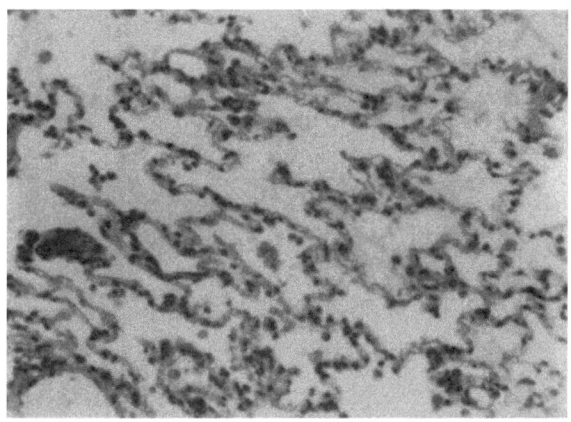

Abb. 10
Versuch vom 5. 10. 1965
Perfusion der rechten Lunge mit venösem Blut, Totalkollaps beider Lungen während der Perfusion.
Rechte (perfundierte Lunge): Oberlappen nach 105 Minuten Bypass (vor Wiederbelüftung)

Lunge teilweise atelaktisch, die Alveolarkapillaren gut durchblutet. Ödematöse Aufquellung einzelner Alveolarsepten

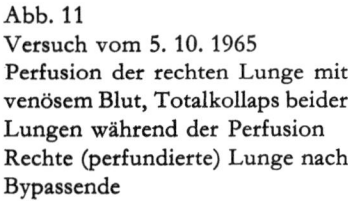
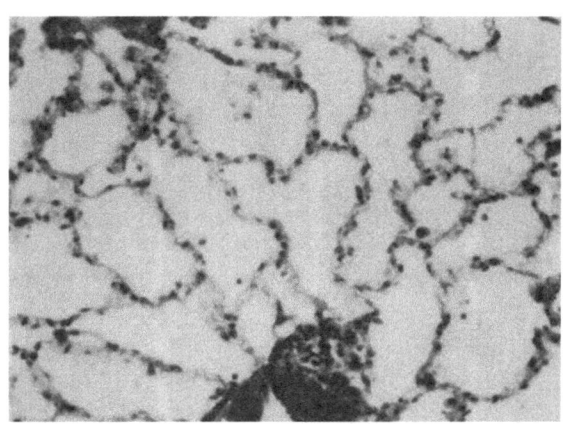

Abb. 11
Versuch vom 5. 10. 1965
Perfusion der rechten Lunge mit venösem Blut, Totalkollaps beider Lungen während der Perfusion
Rechte (perfundierte) Lunge nach Bypassende

Außer einem mäßigen Ödem der Alveolarsepten finden sich keine krankhaften Veränderungen

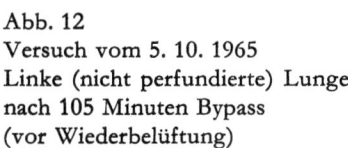
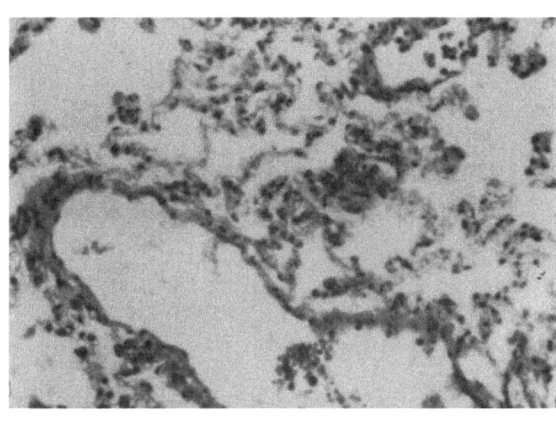

Abb. 12
Versuch vom 5. 10. 1965
Linke (nicht perfundierte) Lunge nach 105 Minuten Bypass
(vor Wiederbelüftung)

Ausgeprägte Atelektasen. Intravasale Leukozytose. Mäßiges Ödem der Alveolarsepten.

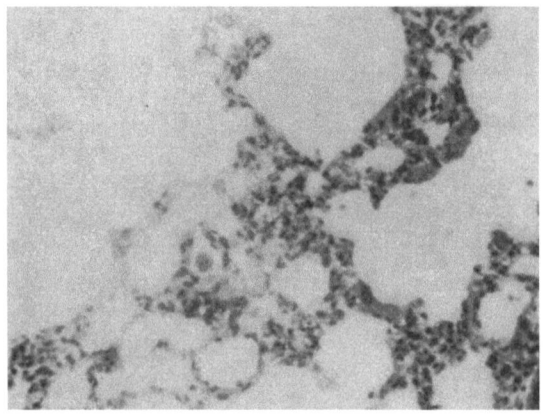

Abb. 13
Versuch vom 5. 10. 1965
Linke (nicht perfundierte) Lunge
nach 105 Minuten Bypass

Ausgeprägte Befunde der Überladung und Überdehnung von Alveolarkapillaren.

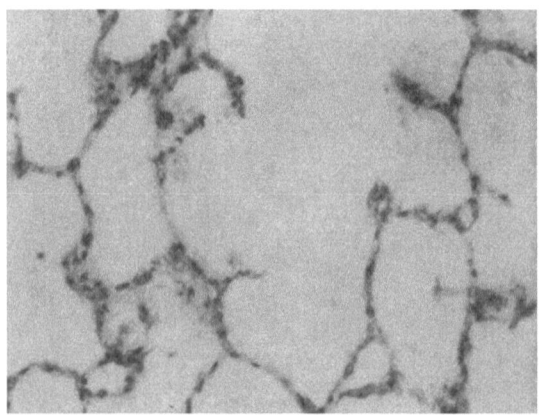

Abb. 14
Versuch vom 5. 10. 1965
Linke (nicht perfundierte) Lunge
nach Bypassende

Homogene Flüssigkeit in den Alveolen (Lungenödem). Ausgeprägtes Ödem der Alveolarsepten. Überdehnung von Alveolen.

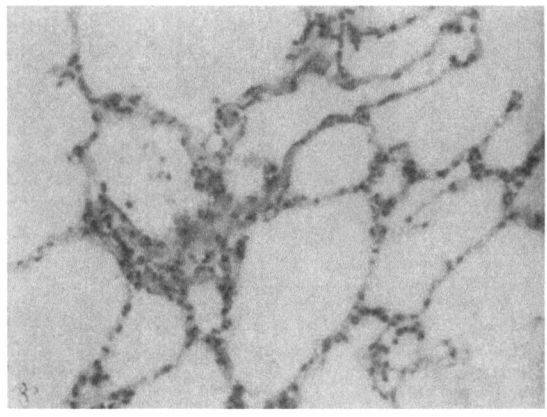

Abb. 15
Versuch vom 5. 10. 1965
Linke (nicht perfundierte) Lunge
nach Bypassende

Blutleere Alveolarkapillaren, Alveolarseptenödem mäßigen Grades, Gefäßleukożytose.

Versuch 7

Versuchstag: 14. 10. 1965
Versuchstier: weiblicher Hund, Gewicht 24 kg, Körperoberfläche 0,93 qm
Versuchsanordnung:
Dieser Versuch dient als Gegenversuch.
Während eines zweistündigen kardiopulmonalen Bypass wurde keine Lungenperfusion durchgeführt, die Arteria pulmonalis im Stamm abgeklemmt. Die Lungen wurden während des Bypass durch ein Gemisch von Sauerstoff-Lachgas im Verhältnis 1 : 1 gebläht gehalten.
Voller Flow: 2140 ccm/Minute
Füllung des Schlauchsystems und des Oxygenators (RYGG-KYVSGAARD 1000-1400):
    Gelifundol 1500 ccm
Tiefster Wert der extrakorporalen Bluttemperatur: 32°C

Verlauf des Experiments

Zusätzlich zur üblichen Anordnung wurde vor Bypassbeginn ein Katheter zur Druckmessung in die Arteria pulmonalis eingeführt. Unter guten Kreislaufbedingungen wurde in den Bypass gegangen, der Sinusrhythmus blieb bestehen. Der arterielle Druck fiel aber mit Beginn des Bypass auf 55/50 mm Hg ab, dieser Wert konnte auch durch Steigerung des Minutenvolumens nicht erhöht werden. Allerdings scheint ein Fehler in der Druckmessung möglich, da sich die Aorta ascendens gut gefüllt anfühlte, und der Herzschlag während des Bypass aufrechterhalten blieb. Die Pulmonalarterie blieb bis zum Bypassende abgeklemmt. Der Druck in der Pulmonalarterie betrug vor Bypassbeginn 15/10 mm Hg, er fiel nach Abklemmung der Arteria pulmonalis auf leicht negative Werte ab, die unverändert während des ganzen Bypass bestehen blieben (Linksherzdrainage mit Vakuum). Bei Übergang zum partiellen Bypass kam es bereits zu myogenem Herzversagen, es trat Kammerflimmern auf, das aber unter neuerlichen Bedingungen des vollen Flows durch Schock beseitigt werden konnte. Nach Verabreichung von Kalzium langsames Abgehen vom Bypass, es kam zum Blutauswurf aus dem linken Ventrikel, jedoch blieb der arterielle Druck knapp unter 80 mm Hg systolisch. Die Herzaktion wurde rasch schwächer, etwa 5 Minuten nach Bypassende trat durch Kammerflimmern der Tod ein. Lungenstücke wurden zur mikroskopischen und elektronenmikroskopischen Untersuchung entnommen.
Zu bemerken ist noch, daß eine Korrektor der Azidose, die bei diesem Versuch viel ausgeprägter war als sonst, erst nach 80 Minuten Bypass durch Verabreichung von 120 ml Natriumbikarbonat angestrebt wurde.

Blutgasanalysen:

Operationsbeginn 15.00 Uhr, Bluttemperatur 37°C:
    pH 7,345, pCO_2 41,0, pO_2 138,4, BK 21,3, BE — 3,8
10 Minuten totaler Bypass, 15.43 Uhr, Bluttemperatur 34°C:
    pH 7,279, pCO_2 33,4, pO_2 285,0, BK 16,9, BE — 10,8
60 Minuten totaler Bypass, 16.33 Uhr, Bluttemperatur 32,3°C:
    pH 7,214, pCO_2 53,0, pO_2 415,5, BK 17,2, BE — 10,8
120 Minuten totaler Bypass, 17.33 Uhr, Bluttemperatur 32,4:
    pH 7,523, pCO_2 12,5, pO_2 343,2, BK 22,5, BE — 2,0

Hämolysewerte:

Ausgangswert	1,2 mg%
nach 30 Minuten Bypass	6,8 mg%
nach 60 Minuten Bypass	8,5 mg%
nach 90 Minuten	11,7 mg%
nach 120 Minuten Bypass	15,1 mg%
Hämoglobin bei Operationsbeginn	10,3 g%
Hämatokrit bei Operationsbeginn	30 %
Hämoglobin bei Operationsende	8,6 g%
Hämatokrit bei Operationsende	24,0 %

Dazu muß bemerkt werden, daß es bei diesem Versuch notwendig war, ohne daß ein wesentlicher Blutverlust auftrat, während des Experimentes 1000 ccm Gelifundol zuzusetzen.

Ergebnis der mikroskopischen Untersuchung

Linker Unterlappen nach 40 Minuten Bypass: Örtliche Blutanschoppung der Alveolarkapillaren. Lunge gut lufthaltig. Auffällige subpleurale Gefäßfülle.
Lungen nach Bypassende: Beide Lungen sind gut entfaltet. Starke Blutanschoppung der peribronchialen Kapillaren. Gefäßleukozytose. Vereinzelt Blutungen in die Alveolen und ins Parenchym. Lokal finden sich die Befunde der kapillären Überdehnung und Anschoppung. An anderen Stellen sind die Alveolarkapillaren fast leer (keine nachweisbaren Blutkörperchen). Beurteilung: Die Lungen sind insgesamt blutarm. Nur stellenweise, besonders in der Umgebung kleiner Bronchialäste, zeigen sich Befunde der Gefäßanschoppung, auch nur örtlich Blutungen im Lungengewebe. Kaum atelektatische Bezirke.

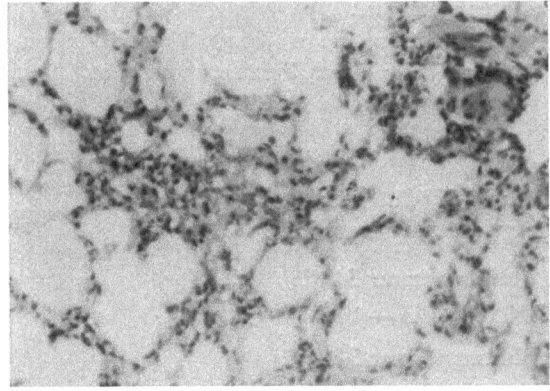

Abb. 16
Versuch vom 14. 10. 1965
Keine Pulmonalarterienperfusion, die Lungen während der Perfusion gebläht
Linke Lunge nach 90 Minuten Bypass

Ödem der Alveolarsepten (ausgeprägt besonders in Bildmitte) und kapilläre Gefäßüberdehnung und Anschoppung.

Abb. 17
Versuch vom 14. 10. 1965
Linke Lunge nach 90 Minuten
Bypass

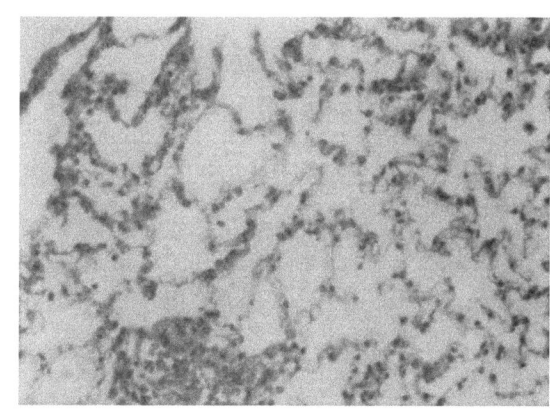

Atelektase; Ödem der Alveolarsepten (Vakuolenbildung in ausgeprägtem Ausmaß). Alveolarkapillaren örtlich leer.

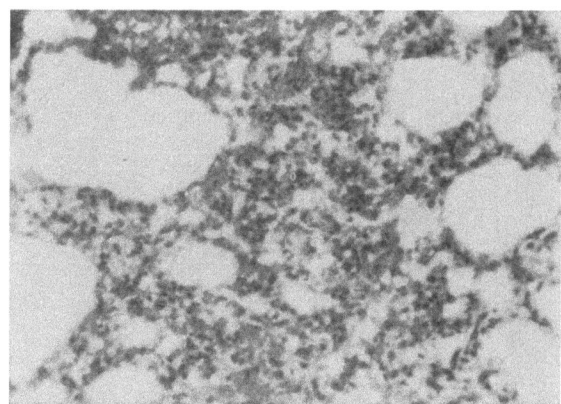

Abb. 18
Versuch vom 14. 10. 1965
Linke Lunge nach Bypassende

Blutungsherd im Lungenparenchym, Ödem der Alveolarsepten.

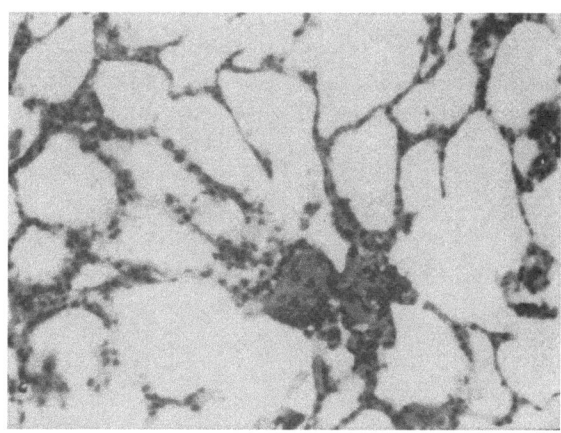

Abb. 19
Versuch vom 14. 10. 1965
Linke Lunge nach Bypassende

Neben leeren Alveolarkapillaren überdehnte Alveolarkapillaren und Ödem der Alveolarsepten.

Versuch 8

Versuchstag: 16. 7. 1965
Dieser Versuch wurde durch Herrn OA Doz. Dr. BIRCKS von der Chirurgischen Universitätsklinik Düsseldorf zur Erprobung der bei unseren Versuchen dienenden neu gelieferten Herz-Lungen-Maschine durchgeführt.
Bypassdauer: 1 Stunde
Keine Lungenarterienperfusion
Die Lungen wurden während des Bypass gebläht gehalten. Nach Beendigung des Experiments wurden Lungenstücke für die mikroskopische Untersuchung entnommen.

Ergebnis der mikroskopischen Untersuchung

An beiden Lungen finden sich Atelektasen. An beiden Lungen reichlich Befunde der Kapillarüberdehnung und Kapillarüberfüllung im Alveolarbereich. Daneben blutleere Alveolarkapillaren. Außerdem mäßiges Ödem der Alveolarsepten. In größeren Lungengefäßen Befunde der randständigen intravasalen Leukozytose.

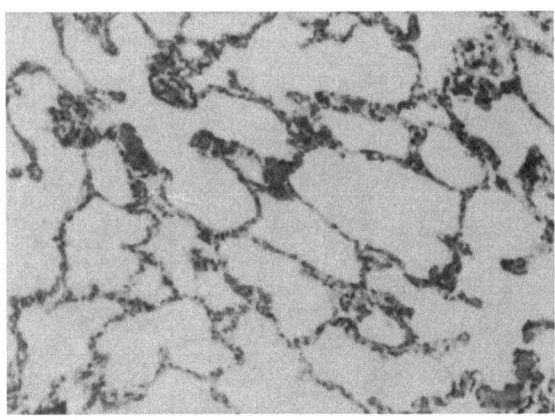

Abb. 20
Versuch vom 16. 7. 1965
Keine Lungenarterienperfusion,
Lunge während des einstündigen
Bypass gebläht gehalten
Rechte Lunge:

Blutanschoppung in erweiterten Alveolarkapillaren, daneben leere Alveolarkapillaren. Ödemvakuolen in den Alveolarsepten.

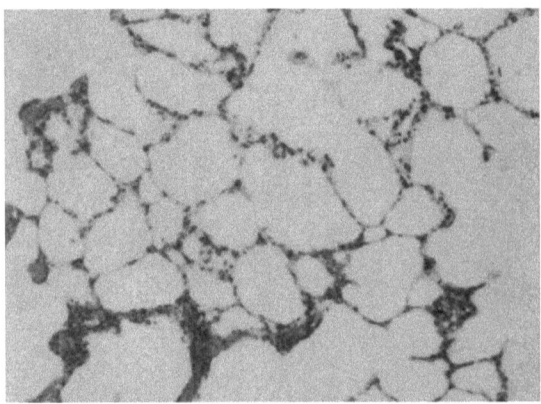

Abb. 21
Versuch vom 16. 7. 1965
Keine Lungenperfusion
Linke Lunge:

Alveoläre Gefäßanschoppung, mäßiges Ödem einzelner Alveolarsepten, im rechten unteren Abschnitt Befunde der intravasalen Leukozytose. Zahlreiche blutleere Alveolarsepten.

Zusammenfassung der Ergebnisse der mikroskopischen Untersuchungen

Morphologisch (lichtmikroskopisch) faßbare Veränderungen treten an Lungen nach einer extrakorporalen Zirkulation von zwei Stunden Dauer immer auf. Diese Veränderungen sind im wesentlichen von verschiedenen Autoren (s. Abschnitt I) bereits beschrieben. Im Gegensatz zu den bisherigen Beschreibungen konnten wir kaum Blutungen ins Lungenparenchym feststellen, was wohl mit der bei jedem Versuch durchgeführten Linksherzdrainage in Zusammenhang zu bringen ist. Außerdem möchten wir auf die fast immer anzutreffenden Befunde des Ödems der Alveolarsepten hinweisen, wie sie besonders von SCHULZ im elektronenmikroskopischen Befund beschrieben wurden. Bei unseren Versuchen konnten wir die Beobachtung machen, daß der Befund der alveolären Kapillarüberdehnung und Blutanschoppung ausschließlich bei den Lungen anzutreffen ist, die keine Perfusion durch die Arteria pulmonalis bekamen, also nur von den Bronchialarterien her durchblutet waren. Der Befund lag nur örtlich und in wechselndem Ausmaß vor, war aber immer nachzuweisen und bei Versuchen mit Lungenarterienperfusion nie vorhanden. Gerade diesem Befund möchten wir besonderen Wert beimessen.

Die geringsten Abweichungen vom normalen Lungenbild ergaben sich bei der Versuchsanordnung mit Perfusion der Arteria pulmonalis mit arterialisiertem Blut und Blähung (ohne Beatmung) der Lungen (Versuch 1), ähnlich gering waren auch die lichtmikroskopischen Veränderungen beim Versuch 6 an der perfundierten Seite (Pulmonalperfusion rechts mit venösem Blut bei Totalkollaps beider Lungen). Im Ausmaß der morphologischen Lungenveränderungen ist dann eine leichte Zunahme zu verzeichnen bei den Versuchen 3 (Pulmonalperfusion beider Lungen mit venösem Blut und Blähung der Lungen), 4 (Pulmonalperfusion beider Lungen mit venösem Blut bei reduzierter Beatmung), 2 (Pulmonalperfusion mit arterialisiertem Blut links bei Blähung beider Lungen) und 5 (Pulmonalperfusion rechts mit venösem Blut bei reduzierter Beatmung beider Lungen).

Unter den nicht perfundierten Lungen weisen die Veränderungen der Schwere nach geordnet folgende Gruppierung auf: relativ wenig Veränderungen beim Versuch 6 (Pulmonalperfusion mit venösem Blut bei Totalkollaps beider Lungen), bei den Vesuchen 2 (Pulmonalperfusion links mit arterialisiertem Blut und Blähung der Lungen) und 5 (Pulmonalperfusion rechts mit venösem Blut und reduzierte Beatmung beider Lungen) sind die Veränderungen etwa gleich ausgeprägt wie bei den Versuchen 7 und 8, bei denen keine Pulmonalperfusion bei gebläht gehaltenen Lungen durchgeführt wurde.

Demnach scheint die Pulmonalperfusion, gleichgültig ob mit arterialisiertem oder venösem Blut durchgeführt, die Lunge während des kardiopulmonalen Bypass in gewisser Hinsicht vor den Schäden zu schützen, die zur Kapillarüberdehnung und Gefäßanschoppung führen. Außerdem scheint der Totalkollaps der Lunge während des kardiopulmonalen Bypass sich im Hinblick auf die unmittelbar postperfusionelle Lungenmorphologie günstig auszuwirken, wie der Versuch 6 zeigt, da hierbei auch an der nicht perfundierten Seite nur umschrieben morphologische Veränderungen, wenn auch in typischer Weise, ausgeprägt waren.

III. Schlußfolgerungen aus den Ergebnissen, Gesichtspunkte zur klinischen Anwendbarkeit, Beobachtungen am Krankengut.

Der kardiopulmonale Umgehungskreislauf führt immer zu histologisch faßbaren Veränderungen in der Lunge, auf die oben ausführlich hingewiesen wurde. Verschiedene Ursachen wurden für diese Veränderungen als verantwortlich angeschuldigt. Da der kardiopulmonale »Bypass« doch relativ häufig vom sogenannten PPLS gefolgt ist, kommt der Ursache dieser Lungenschäden ein großes klinisches Interesse zu.
1959 hat GIBBON jr. unter anderen Ursachen für das PPLS die Ausschaltung der Lunge aus der Blutzirkulation während des Bypass erwähnt, ALETRAS und Mitarbeiter (1960) haben diese ursächliche Möglichkeit betont, im gleichen Jahr hat LEWIN beim experimentellen kardiopulmonalen Bypass mit Lungenperfusion nachweisen können, daß die Abnahme der Lungenelastizität während des Bypass mit der Abnahme der für die Pulmonalperfusion verwendeten Blutmenge parallel geht. ELLISON und Mitarbeiter (1963) haben unter anderen Ursachen für das PPLS das Fehlen der Pulmonalarteriendurchblutung während des kardiopulmonalen Bypass angeführt.
Die unbeabsichtigte Perfusion der Lungen über die Arteria pulmonalis während des kardiopulmonalen Bypass mit dem dem Koronarsinus entströmenden Koronarblut bei Operationen bestimmter Herzfehler hat deshalb unsere Aufmerksamkeit auf sich gezogen, da bei dieser Gruppe von Operationen Lungenveränderungen im Sinne des PPLS klinisch nie faßbar waren, obwohl häufig besonders lange Bypasszeiten erforderlich waren.
Diese Beobachtung war die Grundlage für unsere Untersuchungen, die wir im Sommer 1964 vorzubereiten begonnen haben. Im Sommer 1965 hat LILLEHEI die Beobachtung seines Mitarbeiters LONG vorläufig mitgeteilt, mit dem Hinweis, daß postperfusionelle Lungenschäden im Sinne reduzierter Elastizität, Erhöhung des pulmonalen Gefäßwiderstandes und Abnahme des extrahierten Oberflächenfaktors vermieden oder wenigstens minimal gehalten werden können, wenn das Koronarsinusblut während des extrakorporalen Umgehungskreislaufs durch die Lunge via Arteria pulmonalis fließt. LILLEHEI schließt, daß der Koronarsinusfluß durch die kollabierten Lungen während des Bypass eine wesentliche Hilfe darstellt, das Auftreten des PPLS zu verhindern. Diese ebenfalls klinisch gewonnene Erfahrung stimmt voll mit unserer Ansicht überein und geht nur insofern noch einen Schritt weiter, daß dem Kollaps der Lungen während des Bypass Bedeutung im positiven Sinne beigemessen wird. LILLEHEI betont eigens, daß eine Ventilation der anämischen Lungen mit 100% Sauerstoff keine Auswirkung gezeigt hätte (»was not effective«). Auf diese Schutzfunktion des Lungenkollaps und ihren wahrscheinlichen Wirkungsmechanismus kommen wir noch zurück.
Bei unseren Untersuchungen haben wir zumeist eine zweistündige extrakorporale Zirkulation mit kardiopulmonalem Umgehungskreislauf durchgeführt, wobei die Anordnung hinsichtlich der Durchblutung und Belüftung der Lungen bei den einzelnen Versuchen geändert wurde. Die Perfusionsbedingungen wurden in allen Fällen konstant gehalten, um vergleichbare Ergebnisse zu erzielen. Die morphologischen Ergebnisse sind im vorigen Abschnitt einzeln angeführt, so daß eine Wiederholung unnötig scheint. Hier soll nur hervorgehoben werden, daß die Perfusion der Arteria pulmonalis und damit der Lunge während des kardiopulmonalen Umgehungskreislaufs mit etwa $1/10$ des Gesamtkreislaufvolumens anscheinend in der Lage ist, eine Schutzfunktion für die Lunge darzustellen. Es fanden sich an den derartig behandelten Lungen nach Bypass-

ende deutlich geringer ausgeprägte morphologische Veränderungen. Diese unterschieden sich im Hinblick auf Atelektasen, Blutungen, Ödembildung, Gefäßleukozytose und Frakturen des elastischen Gerüsts der Alveolen nur graduell, der Befund der Überdehnung und Anschoppung von Alveolarkapillaren, dem wir im Hinblick auf die funktionelle Shuntwirkung postoperativ besondere Bedeutung beimessen möchten, insbesondere, da er mit leeren Alveolarkapillaren in der Nachbarschaft einhergeht, fand sich aber nur bei »nichtperfundierten« Lungen und konnte bei den durch Pulmonalperfusion »geschützten« Lungen nie angetroffen werden.

Die morphologischen Lungenveränderungen nach dem Bypass waren am geringsten bei
1. Perfusion beider Lungen über die Arteria pulmonalis mit arterialisiertem Blut, wobei die Lungen nicht ventiliert, aber gebläht gehalten wurden.
2. Perfusion einer Lunge über die Arteria pulmonalis mit venösem Blut bei Totalkollaps beider Lungen und waren nicht quantitativ bedeutend bei allen anderen Versuchsanordnungen mit Perfusion der einen oder beider Lungen aber ventilierten oder gebläht gehaltenen Lungen. Die morphologischen Veränderungen waren am ausgeprägtesten, wenn eine Pulmonalperfusion überhaupt nicht stattfand, die Lungen aber gebläht waren, und deutlich geringer, aber doch durch den Befund der Kapillarüberdehnung und -anschoppung spezifisch anders als bei perfundierten Lungen, wenn eine Perfusion der zweiten Lunge während des Bypass durchgeführt wurde. Nur ganz vereinzelte Veränderungen, aber auch hier das Bild der Kapillaranschoppung bietend, zeigte die nichtperfundierte, aber während des Bypass kollabierte Lunge des Versuchs 6, bei dem die andere Lunge mit venösem Blut perfundiert war.

Wir möchten also aus unseren morphologischen Untersuchungsergebnissen ableiten, daß die Pulmonalperfusion mit niedrigen Flowmengen, die in unseren Versuchen etwa $1/10$ des Gesamtvolumens ausmachten, eine Schutzfunktion gegen das Auftreten von Lungenveränderungen darstellt. Dies natürlich um so mehr, als wir durch die klinischen Beobachtungen zu dieser Annahme kamen.

Man muß sich nun die Frage stellen, wie dieser Lungenschutz durch die Pulmonalperfusion zustande kommt. Hierfür kommen zunächst mehrere Wirkungsarten in Frage.
1. In der Lunge findet ein Abbau von kreislaufwirksamen Substanzen normalerweise statt. Das experimentum naturae, das diese Annahme beweist, stellen die fibrösen Veränderungen des Endokard im rechten Herzen beim metastasierenden Karzinoid dar, die im linken Herzen nur bei Vorliegen einer Defektbildung im Bereich der Herzscheidewand beobachtet werden können, wenn also Blut ohne Lungenpassage direkt in die linken Herzhöhlen eintreten kann. Es ist bekannt, daß Katecholamine und Serotonin während des Bypass vermehrt ausgeschüttet werden (MARTIN und Mitarbeiter 1964, EISEMAN und Mitarbeiter 1964), bzw., daß diese Stoffe während des kardiopulmonalen Bypass sich in vermehrter Menge im Blut finden. Es muß durchaus in Erwägung gezogen werden, daß sie nur infolge fehlender Lungenpassage des Blutes nicht abgebaut werden und somit während des pulmonalen Umgehungskreislaufs langsam ansteigen. Es wäre nun möglich, daß derartige oder andere, uns nicht bekannte Substanzen die Kapillarschädigung der Lunge, die ja den primären Fehler darstellt, bewirken. Die Pulmonalperfusion hätte damit die Wirkung einer Entgiftung des Blutes während des Bypass. Allerdings könnte die schädigende Wirkung dieser Substanzen dann erst nach dem Umgehungskreislauf wirksam werden. Nur bei ausgeprägtem Bronchialkreislauf wird man berechtigt sein, schon eine intraoperative Schädigung anzunehmen.

Wir schließen aus unseren Ergebnissen, daß diese entgiftende Rolle der Pulmonalperfusion jedenfalls nicht ausreichend sein kann, da diese Entgiftung bei Passage der gleichbleibenden Blutmenge durch nur eine Lunge nicht ausreicht, die andere, nicht perfundierte Lunge vor dem Auftreten der histologischen Veränderungen zu bewahren.

2. Die Perfusion der Lungenarterie hat durch die Aufrechterhaltung eines Minimalflows im pulmonalen Strombett die Funktion des Abtransportes von Stoffwechselprodukten aus der Lunge, des mechanischen Abtransportes von Gewebswasser und damit der Verhinderung einer Ödembildung und natürlich auch die Funktion des Antransportes der für den Stoffwechsel der Lunge nötigen Substanzen, wozu bei nicht beatmeter Lunge natürlich auch der Sauerstoff zählt. Diese Funktion fällt bei Anwendung von venösem Blut (z. B. Koronarsinusblut) für die Pulmonalperfusion fort. Voraussetzung für diese Funktion der Pulmonalperfusion ist natürlich, daß durch die Minimalperfusion auch tatsächlich eine Durchblutung bis in die Lungenperipherie, d. h. das alveolare Kapillarbett, erfolgt. Dies morphologisch zu beurteilen, ist natürlich schwer. Die wenigen Lungenuntersuchungen, die wir an während des Bypass entnommenen Lungenstücken durchgeführt haben, zeigen aber gut durchblutete Alveolarkapillaren. Besonders scheint uns ein indirekter Beweis für die Durchblutung während der Perfusion bis ins Kapillargebiet zu sein, daß nach Wiederherstellung normaler Kreislaufverhältnisse die Lungenkapillaren bei den lungenperfundierten Präparaten immer gut mit Blut gefüllt erschienen, während die nicht perfundierten Lungen teilweise leere Alveolarkapillaren aufwiesen.

3. Neben diesen beiden »Stoffwechselfunktionen« der Pulmonalperfusion möchten wir einer rein mechanischen, die Blutbewegung im Lungenstrombett gewährleistenden Funktion eine nicht geringere Bedeutung beimessen. Durch die Aufrechterhaltung der Blutströmung wird die Zusammenballung von Blutkörperchen, die zur Kapillarverstopfung führen muß, ebenso wie die (theoretisch und praktisch nicht sicher erwiesene) Verstopfung von Lungenkapillaren durch Fibringerinnsel (SCHULZ) verhindert, so daß postoperativ die Lungenstrombahn für das Blut frei ist. Voraussetzung für einen solchen Kreislauf bis in die Peripherie hinein ist wegen der zahlreichen bestehenden Anastomosen zwischen Pulmonal- und Bronchialkreislauf, daß die Druckrelation zwischen den Bronchialgefäßen und den Pulmonalgefäßen gegenüber der vor dem kardiopulmonalen Bypass bestehenden Relation nicht wesentlich verändert ist, da die Blutströmung durch die Anastomosen im wesentlichen vom Druckgefälle abhängt. Wenn man berücksichtigt, daß durch den kardiopulmonalen Umgehungskreislauf auch der Systemdruck abfällt, so bleibt das Druckgefälle, d. h. die Druckrelation, vollkommen unverändert. Die Druckmessungen des Versuches 2 mögen dies demonstrieren:

	vor Bypass	Bypass	nach Bypass
Aorta	125/80	60/40–80/60	140/100 mm Hg
P. A.	10/5	5/3–7/5	25/20 mm Hg

Es müßte also der Pulmonalarteriendruck durchaus genügen, den Abfluß von Bronchialarterienblut durch präkapilläre Anastomosen in das Pulmonalisstrombett zu verhindern. Somit könnte eine Minimaldurchblutung sowohl der pulmonalen als auch der bronchialen Endstrombahn durch die Pulmonalperfusion gewährleistet sein. Der Nachweis dieser Durchblutung müßte kapillarmikroskopisch erbracht werden, was uns aus technischen Gründen nicht möglich war.

Erst in jüngster Zeit haben WILLIAMS und Mitarbeiter auf die wahrscheinlich ursächlich für das PPLS anzusehende Unterbrechung der Pulmonalarterienzirkulation hingewiesen und insbesondere auf die schädlichen Wirkungen der Unterbrechung der Pulmonalarterienzirkulation bei erhaltener Bronchialzirkulation.

Daß das PPLS heute nicht mehr so häufig beobachtet wird wie in den ersten Jahren routinemäßiger Operationen unter Anwendung der Herz-Lungen-Maschine, dürfte im wesentlichen auf die heute fast immer übliche Beachtung der Notwendigkeit der Linksherzdrainage zurückzuführen sein. Allerdings hat gerade LILLEHEI 1965 betont, daß die Linksherzdrainage nicht nur unnötig sein soll, sondern sogar sich lungenschädigend auswirken könnte. Die Einwirkung eines negativen Drucks auf die Lungenvenen ist möglicherweise schädlich, jedenfalls nicht normal. Wir verwenden daher nach Möglichkeit immer nur eine Überlaufdrainage für die linken Herzhöhlen, wodurch der Druck nie negativ werden kann. LILLEHEI, der die Linksdrainage durch eine Linksventrikulotomie einführte, begründet seine Ablehnung mit den mit der Ventrikulotomie verbundenen Komplikationsmöglichkeiten. Ein weiterer Umstand, der das Auftreten von postoperativen Lungenkomplikationen seltener gemacht hat, dürfte in der Anwendung von Blutverdünnungsmaßnahmen für die extrakorporale Zirkulation sein. Die Blutverdünnungsmaßnahmen führen zu einer deutlichen Verbesserung der Organdurchblutung, und gegenüber Untersuchungen, bei denen die Füllung der Maschine und des Schlauchsystems mit Vollblut erfolgte, ist die postoperative Lungenfunktion bei Anwendung von Blutverdünnungsflüssigkeiten zur Füllung des extrakorporalen Systems viel weniger gestört (NEVILLE und Mitarbeiter 1965). Aber trotz Anwendung der Blutverdünnungsmaßnahmen bei kardiopulmonalem Bypass kann das Auftreten des PPLS nicht immer verhindert werden (NEVILLE und Mitarbeiter 1965). Patienten, die Operationen mit Hilfe der extrakorporalen Zirkulation unterzogen werden, entwickeln regelmäßig in den ersten der Operation folgenden Tagen alveolar-arterielle Sauerstoffspannungsunterschiede, und weisen vermehrte venöse Beimischung im arterialisierten Blut auf. MCCLENAHAN und Mitarbeiter (1965) nehmen an, daß bis zu 50% dieser venösen Beimischung auf anatomisch gegebene Rechts-Links-Kurzschlüsse in der Lunge zurückzuführen sind und lasten den übrigen Anteil einer ungleichmäßigen Verteilung von Lungenperfusion und Lungenventilation an. Unsere morphologischen Lungenbefunde können beide Annahmen erklären: Die Befunde der Kapillarüberdehnung und Anschoppung sind im Sinne eines Rechts-Links-Shunts funktionell auszudeuten, da zahlreiche Erythrozyten überhaupt nicht mit der gasaustauschenden Oberfläche in Berührung kommen; die beobachteten leeren Kapillargebiete schränken die gasaustauschende Fläche weiter ein, da somit belüftete Lungenareale funktionell unwirksam sind. MCCLENAHAN und Mitarbeiter nehmen an, daß die extrakorporale Zirkulation den Anstoß zur Entwicklung dieser pathologischen Lungenveränderungen gibt. Wir glauben, dies insofern einschränken zu müssen, daß die Unterbrechung der Pulmonalarterienzirkulation bei erhaltener Bronchialarteriendurchblutung die Hauptursache für diese dann auftretenden Lungenveränderungen darstellt und finden in den Ausführungen von WILLIAMS und Mitarbeitern (1965) diesbezügliche Bestätigung. Der Nachweis, daß alleinige Abklemmung der Pulmonalarterie einer Lunge ohne gleichzeitige extrakorporale Zirkulation zu einer deutlichen Erhöhung des pulmonalen Gefäßwiderstandes und zu einer Abnahme des Antiatelektasefaktors führt (LONG und Mitarbeiter 1962), muß wohl so ausgelegt werden, daß die pulmonale Ischämie bei erhaltener Bronchialzirkulation allein lungenschädigend wirkt.

Gesichtspunkte zur klinischen Anwendbarkeit der Pulmonalperfusion

Bei allen Operationen am linken Herzen und intakter Herzscheidewand, die unter Zuhilfenahme der extrakorporalen Zirkulation vorgenommen werden, wirkt bei Kanülierung beider Hohlvenen das dem Koronarsinus entströmende Blut als Pulmonalperfusion, d. h. eine Minimalperfusion der Lungen über die Arteria pulmonalis mit venösem Blut ist so lange gewährleistet, wie die Koronarien durchströmt werden. Dieser Blutstrom bleibt auch bei Auftreten von Kammerflimmern aufrecht, ebenso beim Herzstillstand, da die Herzhöhlen in diesem Fall mit dem pulmonalen Strombett eine funktionell gemeinsame Kammer bilden (sogenannter »Coronaropulmonary flow«, LOPEZ-BELLO et al. 1958). Diese Tatsache muß auch bei Operationen am rechten Herzen und fehlender Linksherzdrainage berücksichtigt werden, da es dann zu einer Kreislaufumkehr während des Bypass durch die Lunge von links nach rechts kommt (BELL 1959).

Diese Lungenperfusion wird nur bei Abklemmung der Aorta und fehlender Koronarperfusion unterbrochen. Bei Operationen mit Eröffnung des rechten Herzens und bei Operationen an Herzscheidewanddefekten wird das dem Koronarsinus entströmende Blut mit dem Koronarsauger abgesaugt. Diesem Blut mischt sich immer noch retrograd aus der Arteria pulmonalis kommendes Blut bei, das z. T. dem Bronchialkreislauf entstammt, zum Teil vom linken Vorhof her zurückfließt, wenn die Linksdrainage nicht ordnungsgemäß funktioniert. Bei solchen Operationen sollte – entsprechend der Forderung nach der Koronarperfusion für das Myokard – eine Perfusion der Lungenstrombahn erfolgen. Die Einführung des hierfür zu verwendenden Katheters erfolgt am einfachsten durch eine Stichincision im Bereiche der Ausflußbahn des rechten Ventrikels. Somit entsteht bei Operationen am Vorhofseptum, an der Trikuspidalklappe und beim transatrialen Verschluß eines Ventrikelseptumdefektes keine Behinderung des Operateurs durch die Pulmonalperfusion. Es muß beachtet werden, daß die Arteria pulmonalis durch Bändchen über dem Katheter abgedichtet wird, um einen Rückfluß des Perfusionsblutes in den rechten Ventrikel zu vermeiden. Das der Lunge entströmende Blut wird aus dem linken Vorhof durch die Linksherzdrainage wieder der Maschine zugeführt.

Beim transventrikulären Verschluß eines Ventrikelseptumdefektes kann der Pulmonalperfusionsschlauch durch die Ventrikulotomie in die Arteria pulmonalis vorgeschoben werden und wird den Operateur ebenfalls nicht wesentlich behindern.

Anders liegen die Verhältnisse bei den Operationen wegen Fehlbildungen des Fallotschen Formenkreises, bei denen die valvuläre, infundibuläre oder auch zusätzlich supravalvuläre Pulmonalstenose die Einführung des Katheters in die Pulmonalarterie behindert oder sogar unmöglich macht und der eingeführte Schlauch während des Eingriffes an der Stenose sehr hinderlich wäre. Bei solchen Herzfehlern sollte zunächst ohne Anwendung der Lungenperfusion die Korrektur der Pulmonalstenose vorgenommen werden und erst dann der Pulmonalperfusionsschlauch durch die Ventrikulotomie eingeführt werden, so daß für den weiteren Verlauf des kardiopulmonalen Bypass die Pulmonalperfusion wirksam wird. Ob eine solche, im Vergleich zur Gesamtperfusionszeit verkürzte Pulmonalperfusion als Lungenschutzmaßnahme wirksam ist, können wir aus unseren Experimenten nicht entscheiden. Hierbei ist auch zu berücksichtigen, daß bei hochgradigen Pulmonalstenosen dem Bronchialkreislauf auch die Ernährungsfunktion der Lungenperipherie zukommt und somit völlig geänderte hämodynamische

Verhältnisse vorliegen. Vielleicht sollte man bei solchen Herzfehlern auf eine Abklemmung der Arteria pulmonalis distal der Stenose während des Bypass achten, um das Bronchialblut zur Lungenpassage zu zwingen. Es ist anzunehmen, daß eine zusätzliche Lungenschädigung durch eine intermittierende Pulmonalperfusion nicht gesetzt wird, und wahrscheinlich wirkt sie entsprechend einer intermittierenden Koronarperfusion auch als Lungenschutzmaßnahme.

Weitere Untersuchungen sind erforderlich. Insbesondere müßte die Frage der Zweckmäßigkeit des Lungenkollapses während des kardiopulmonalen Bypasses überprüft werden, die sowohl nach unseren morphologischen Ergebnissen anzunehmen ist, als auch von LILLEHEI mit Erfolg gerade im Hinblick auf Vermeidung postperfusioneller Lungenschäden angegeben wurde. Auch ist natürlich die Wirksamkeit der intermittierenden Pulmonalperfusion zu überprüfen, weil dann die notwendige Blutmenge wesentlich verringert würde und daraus eine geringere Bluttraumatisierung resultiert. Die Anwendung der Hypothermie wäre sicherlich hinsichtlich der möglichen Verhinderung (hypoxischer) Lungenschäden zweckmäßig. Die Arbeiten aus dem Arbeitskreis DREW (WILLIAMS und Mitarbeiter 1965) legen diese Ansicht nahe, da bei Operationen in tiefer Hypothermie und Kreislaufstillstand das PPLS nicht beobachtet wird. Diese Autoren schuldigen besonders die schlechte Oxygenierung im künstlichen Oxygenator im Zusammenhang mit dem Abfall des Systemdrucks bei der extrakorporalen Zirkulation als Ursache der Lungenschädigung an. Wir erklären uns das Nichtauftreten von Lungenschäden nach solchen Operationen einerseits durch den stark herabgesetzten Stoffwechsel durch die Hypothermie, besonders aber scheint uns wichtig, daß gleichzeitig mit der Unterbrechung der Lungenarterienzirkulation auch der Bronchialkreislauf unterbrochen wird. Die Unterbrechung der Lungenarteriendurchblutung bei erhaltener (und bei bestimmten Herzfehlern sogar stark erhöhter) Bronchialzirkulation dürfte doch besonders schädigend für die Lunge sein. Die Entwicklung von Atelektasen und einer vaskulären Pulmonalhypertension nach Abklemmung der Pulmonalarterie sind bekannt (LONG und Mitarbeiter), und derartige Schäden im Zusammenhang mit einer Verteilungsstörung, präkapillären und kapillären Rechts-Links-Kurzschlüssen auf Lungenebene, Blutungen ins Lungenparenchym und (primären) Lungengefäßschäden mit Kapillarüberdehnung sind es ja, die das morphologische Substrat des PPLS ausmachen.

Da die Operationen nach der Methode von DREW in tiefer Hypothermie und Kreislaufstillstand ebenso wie alle bisherigen Bemühungen, die körpereigene Lunge während der Herzausschaltung als Oxygenator zu verwenden, schwerwiegende andere Nachteile haben, auch wenn damit die Gefahr des PPLS gebannt wäre, muß man weiter bestrebt sein, das Auftreten postperfusioneller Lungenschäden soweit als möglich zu verhindern. Durch Beachtung und Vermeidung aller Faktoren, die eine Lungenschädigung herbeiführen können (Beatmung ohne entsprechende Durchblutung, Überdehnung der Lunge, Schädigung der Alveolarmembran durch Narkosegase, Stauung des venösen Lungenkreislaufschenkels, Eindringen von Luft in die Pulmonalarterie) können sicher die Lungenschädigungen nach der extrakorporalen Zirkulation zahlenmäßig vermindert werden. Wir glauben uns berechtigt, die Minimalperfusion der Lunge über die Arteria pulmonalis während des kardiopulmonalen Umgehungskreislaufs mit etwa $1/10$ der Gesamtflowmenge als wirkungsvolle Lungenschutzmaßnahme empfehlen zu können. Die Verbindung dieser Maßnahme mit dem Kollaps der Lungen während der extrakorporalen Zirkulation (LILLEHEI) dürfte postperfusionelle Lungenschäden (PPLS) weitestgehend ausschalten. Wir glauben, daß die Ergebnisse unserer Experimente, die nur die Morphologie berücksichtigen, sowie die an der Chirurgischen Universitätsklinik Düsseldorf gewonnene klinische Erfahrung in bezug auf die unbeabsichtigt pulmonalperfundierten Patienten (im wesentlichen Aortenklappenoperationen) zu dieser Hoffnung berechtigen. Wir sind uns im klaren darüber, daß weitere Untersuchungen in dieser Richtung erforderlich sind und hoffen, durch diese Arbeit auch Anregungen dazu zu geben.

Klinische Ergebnisse einer Pulmonalperfusion bei sechs Patienten

Im Zuge unserer Untersuchungen wurde bei sechs Patienten der Chirurgischen Universitätsklinik Düsseldorf eine Pulmonalperfusion mit $^{1}/_{10}$ der Gesamtflowmenge mit arterialisiertem Blut durchgeführt. Entsprechend der sonst üblichen Operationstechnik wurden die Lungen gebläht gehalten, aber nicht ventiliert. Bei allen Patienten lagen Herzfehler vor, die für das Auftreten eines PPLS gefährdet waren (Druckerhöhung oder sogar Druckangleich im kleinen Kreislauf; Fehler des Fallotschen Formenkreises). Die postoperativen Blutgasanalysen wurden so lange durchgeführt, bis der gute klinische Zustand der Patienten sie nicht mehr nötig erscheinen ließ. Das Blut wurde jeweils postoperativ durch Punktion der Arteria femoralis gewonnen. Bei den angeführten sechs Patienten handelt es sich nicht um ein ausgesuchtes Krankenmaterial in dem Sinne, daß andere Patienten, bei denen eine solche Perfusion der Lunge durchgeführt worden wäre, nicht angeführt sind. Vielmehr waren dies die einzigen Patienten, bei denen eine Pulmonalperfusion, wie sie in dieser Arbeit behandelt wird, zur klinischen Erprobung ausgeführt wurde.

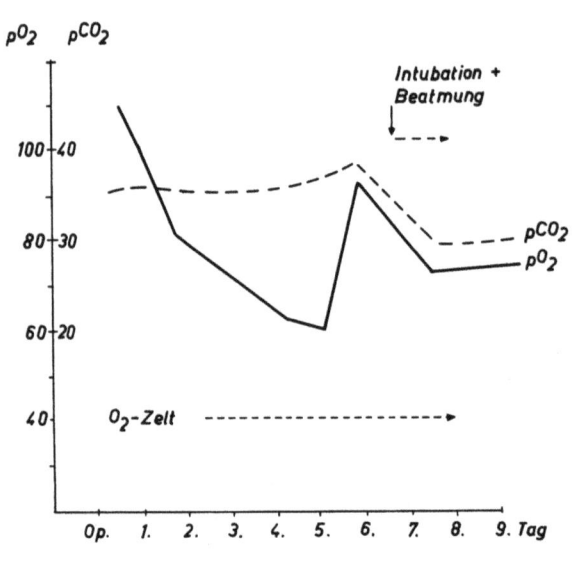

Abb. 22
KG 01650465, 27jährige Frau;
Diagnose: Ventrikelseptumdefekt,
Ductus Botalli, Druckerhöhung
im kleinen Kreislauf
Operation: 5. 2. 65, Bypassdauer
2 Stunden, Kammerflimmern
1 Stunde 41 Minuten, Aortenabklemmung insgesamt
32 Minuten. Kreislaufstillstand
bei oesoph. Temperatur von
14,7° C: 15 Minuten (zum Nahtverschluß des präoperativ nicht
bekannten Ductus Botalli
erforderlich)
Pulmonalperfusion: 6 Minuten
und 17 Sekunden
Postoperativer Verlauf: am
5. 2. 65 Punktion der rechten
Pleurahöhle, dabei Lungenverletzung. Anlegung einer
Drainage der rechten Pleurahöhle
und für 24 Stunden künstliche
Beatmung bei Intubation
Dann ungestörter Heilverlauf

Abb. 23
KG 01 65 05 85,
9jähriges Mädchen; Diagnose:
Ventrikelseptumdefekt mit
Druckangleich im kleinen
Kreislauf
Operation: 8. 2. 65, Bypassdauer
70 Minuten, Pulmonalperfusion
45 Minuten
Postoperativer Verlauf
komplikationslos

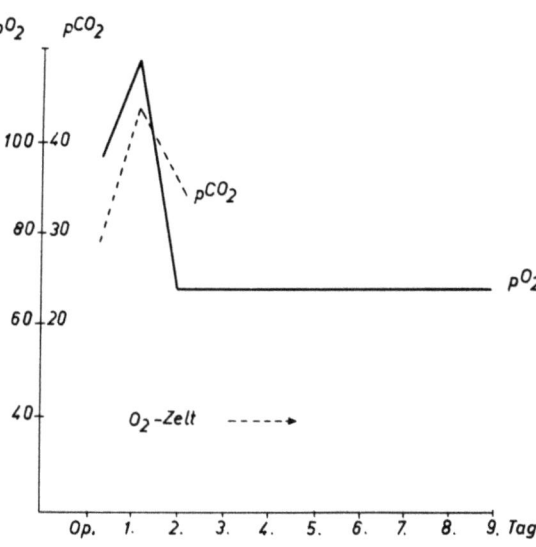

Abb. 24
KG 01 65 07 28, 11jähriger Knabe;
Diagnose: Ventrikelseptumdefekt
mit Druckangleich im kleinen
Kreislauf
Operation: 16. 2. 1965,
Bypassdauer 65 Minuten, Aorten-
abklemmung insgesamt
32 Minuten 25 Sekunden,
Pulmonalperfusion 45 Minuten
Postoperativer Verlauf
komplikationslos.

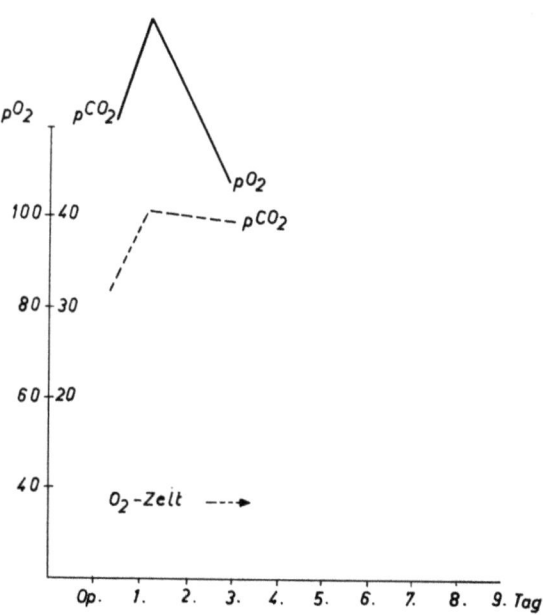

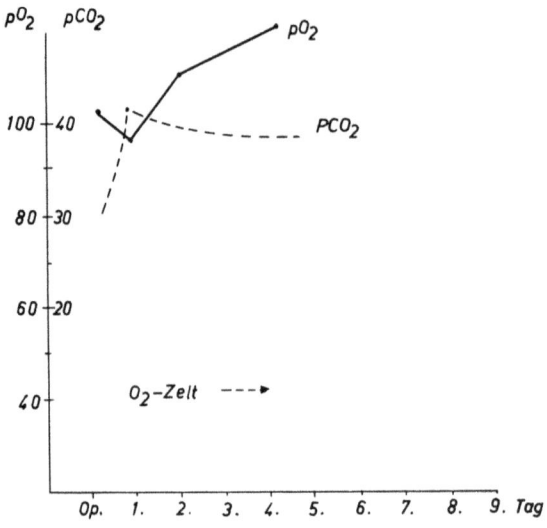

Abb. 25
KG 01 650763, 47jähriger Mann;
Diagnose: Fallotsche Tetralogie
II. Schweregrad
Operation: 19. 2. 1965,
Bypassdauer 66 Minuten,
Pulmonalperfusion 11 Minuten
Postoperativer Verlauf:
komplikationslos

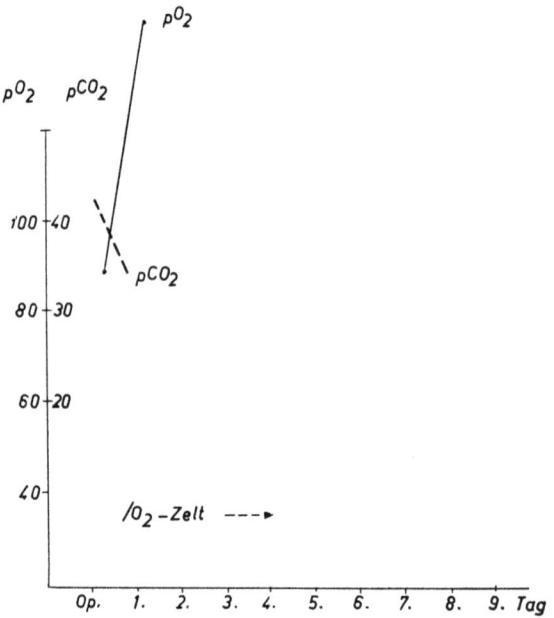

Abb. 26
KG 01 651094, 10jähriger Knabe;
Diagnose: Fallotsche Pentalogie
III. Grad
Operation: 10. 3. 65, Bypassdauer
81 Minuten, Kammerflimmern
51 Minuten, Aortenabklemmung
insgesamt 25 Minuten
45 Sekunden, Pulmonalperfusion:
21 Minuten
Postoperativer Verlauf:
komplikationslos

Abb. 27
KG 01651091, 28jähriger Mann;
Diagnose: Ventrikelseptumdefekt
mit Infundibulumstenose
Operation: 11. 3. 65, Bypassdauer
84 Minuten, Kammerflimmern
50 Minuten, Aortenabklemmung
insgesamt 26 Minuten
45 Sekunden
Pulmonalperfusion: 50 Minuten
Postoperativer Verlauf:
komplikationslos

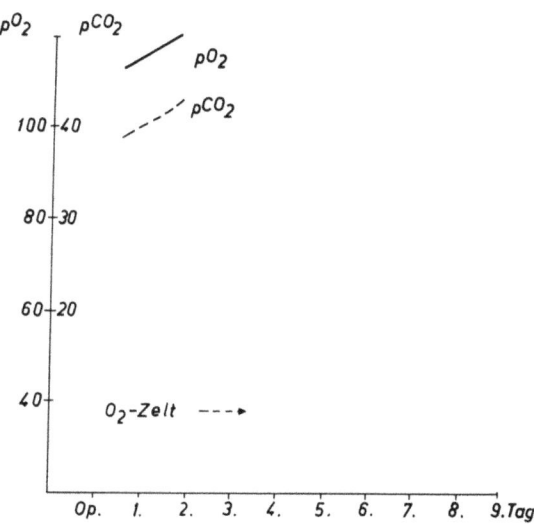

Literaturverzeichnis

ALETRAS, H., J. GARIBOTTI, E. KOLB, M. NOIRCLERC, J. OSORIO, W. TOMASZEWSKY, G. WILLIAM-OLSSON und A. SENNING, Pressure conditions in the pulmonary circulation during cardiac bypass by double pumps. J. Thoracic Cardiovasc. Surg. **40**, 35, 1960.

AULD, P. A., A. M. RUDOLPH und R. J. GOLINKO, Factors affecting bronchial collateral flow in the dog. Amer. J. Physiol. **198**, 1166, 1960.

AVERY und MEAD, zit. n. TOOLEY.

BAER, D. M., und J. J. OSBORN, The postperfusion pulmonary congestion syndrome. Am. J. Clin. Pathol. **34**, 442, 1960.

BAHNSON, H. T., What's new in surgery. Thoracic surgery, including cardiovascular surgery, anesthesia and pulmonary problems. Surg. Gynec. a. Obstetr. **122**, 287, 1966.

BATES, D. V., C. J. VARVIS, R. E. DONEVAN und R. V. CHRISTIE, Variations in the pulmonary capillary blood volume and membrane diffusion component in health and disease. J. Clin. Invest. **39**, 1401, 1960.

BELL, J. W., Heart and lungs as a common chamber during extracorporeal support of fibrillating canine heart. Circulat. Res. **7**, 926, 1959.

BIANCONI, R., und J. H. GREEN, Pulmonary baroceptors in the cat. Arch. Ital. Biol. **97**, 205, 1959, zit. n. GALLETTI und BRECHER.

BOAKE, W. C., R. DALEY und J. K. R. MCMILLAN, Observations on hypoxic pulmonary hypertension. Brit. Heart J., **21**, 31, 1959.

BRAUS, H., und C. ELZE, Anatomie des Menschen, 3. Aufl., Bd. II. Berlin–Göttingen–Heidelberg, Springer Verlag 1956.

CALABRESI, zit. n. SCHOEDEL und HEIMBURG.

CARTWRIGHT, R. S., T. P. K. LIM, U. C. LUFT und W. E. PALICH, A. study of the physiological changes in the lungs during cardiopulmonary bypass. Surg. Forum **11**, 226, 1960.

CHASE, W. H., The surface membrane of pulmonary alveolar walls. Exp. Cell Res. **18**, 15, 1959.

CLEMENTS, J. A., Surface tension and pulmonary mechanics. PGA Digest, 1962, 25.

CLEMENTS, J., Studies of surface phenomena in relation to pulmonary function. Physiologist **5**, 11, 1962.

McClenahan, J.B., W.E. Young und M.K. Sykes, Respiratory changes after open heart surgery. Thorax 20, 545, 1965.

Coleridge, J.C.G., und C. Kidd, Electrophysiological evidence of baroceptors in the pulmonary artery of the dog. J. Physiol. (London) 150, 319, 1960, zit. n. Galletti und Brecher.

Comroe, J.H. jr., Pulmonary arterial blood flow. Effects of brief and permanent arrest. Am. Rev. Respir. Dis. 85, 179, 1962.

Cortesini, R., F. Trani, G. Pezzoli und P. Micozzi, Il ruolo del circolo bronchiale in chirurgia cardiaca II. Cause delle alterazioni cardiopolmonari durante la circolazione extracorporea e loro prevenzione mediante la decompressione della cavitá sinistre. Arch. Chir. Torace 17, 69, 1960.

Dodrill, F.C., The effects of total body perfusion upon the lungs. In: »Extracorporeal Circulation«, J.G. Allen (Editor), Springfield, Ill., Thomas 1958, S. 327.

Drew, G.E., Profound hypothermia in cardiac surgery. Brit. Med. Bull. 17, 37, 1961.

Drew, G.E., und I.M. Andersen, Profound hypothermia in cardiac surgery. Lancet 1, 748, 1959.

Drew, G.E., P. Cliffe, C.F. Scurr, D.M. Forrest, D.J. Pearce, P.A. King, H.M.T. Coles, V.M. Leveaux und J.F. Silva, Experimental approach to visual intracardiac surgery, using an extracorporeal circulation. Brit. Med. J. 2, 1323, 1957.

Drew, G.E., G. Keen und D.B. Benazon, Profound hypothermia. Lancet 1, 745, 1959.

Edwards, J.E., Functional pathology of the pulmonary vascular tree in congenital cardiac disease. Circulation 15, 164, 1957.

Eiseman, B., L. Bryant und T. Waltuch, Metablism of vasomotor agents by the isolated perfused lungs. J. Thoracic Cardiovasc. Surg. 48, 798, 1964.

Ellis, F.H. jr., J.H. Grindley und J.E. Edwards, The bronchial arteries I. Experimental occlusion. Surg. (St. Louis) 30, 810, 1951.

Ellis, F.H. jr., J.H. Grindley und J.E. Edwards, The bronchial arteries II. Their role in pulmonary embolism and infarction. Surg. (St. Louis), 31, 167, 1952.

Ellison, L.T., T.J. Yeh, W.H. Moretz und R.G. Ellison, Pulmonary diffusion studies in patients undergoing nonthoracic, thoracic and cardiopulmonary bypass procedures. Ann. Surg. 157, 327, 1963.

Finley, T.N., E.W. Swenson, J. Clements, R.E. Gardner, R. Wright und J.W. Severinghaus, Changes in mechanical properties, appearance and surface activity of extracts of the lung following occlusion of its pulmonary artery in the dog. Physiologist 3, 56, 1960.

Fishman, A.P., Respiratory gases in the regulation of the pulmonary circulation. Physiol. Rev. 41, 214, 1961.

Frick, M.H., Influence of 5-hydroxytryptamine on renal function in extracorporeal circulation. Nature (London) 187, 609, 1960, zit. n. Galletti und Brecher.

Galletti, M., und G.A. Brecher, Heart-lung bypass. Principels and techniques of extracorporeal circulation. New York–London, Grune & Stratton 1962.

Gardner, R.E., T.N. Finley und W.H. Tooley, The effect of cardiopulmonary bypass on surface activity of lung extracts. Bull. Soc. Int. Chir. 21, 542, 1962.

Gibbon, J.H. jr., Maintenance of cardiorespiratory function by extracorporeal circulation. Circulation 19, 646, 1959.

Gieseking, R., Elektronenoptische Beobachtungen im Alveolarbereich der Lunge. Beitr. Pathol. Anat. 116, 177, 1956.

Gruenwald, zit. n. Tooley.

Gustavino, G.N., J.A. Wikinski, R.H. Andres, J. Quinterno, C. Donadei, C. Brailovski und S. Muzzio, Modification of lung compliance during perfusion with pump oxygenator (experimental). Dis. Chest 38, 170, 1960.

Hayek, v. H., Über die funktionelle Anatomie der Lungengefäße. Verh. dtsch. Ges. Kreisl. Forschg. 40, 17, 1951.

Hayek, v. H., Die menschliche Lunge. Berlin–Göttingen–Heidelberg, Springer, 1953.

Hayek, v. H., in: E. Derra, Handbuch der Thoraxchirurgie. Berlin–Göttingen–Heidelberg, Springer 1958, Bd. I.

Heinemann, zit. n. Schoedel und Heimburg.

Hirche, H., S. Koike, W. Lochner und R. Zähle, Der Eigenstoffwechsel der Lunge des Hundes bei Dinitrophenolvergiftung. Pflügers Archiv 279. 73, 1964.

Kirklin, J. W., F. H. Ellis, D. C. McGoon, J. W. Dushane und H. J. C. Swan, Surgical treatment for tetralogy of Fallot by open intracardiac repair. J. Thoracic Surg. 37, 22, 1959.

Kirklin, J. W., Pulmonary dysfunction after open heart surgery. The Medical Clinics of North America. Diseases of the respiratory tract, 48, 1063, 1964.

Klaus, M. H., The source of the surface active lining of the lung. PGA Digest 1962, 27.

Knoblich, P. G., und F. Gschnitzer, in Vorbereitung.

Kolff, W. J., D. B. Effler, L. K. Groves, C. R. Hughes und C. J. McCormack, Pulmonary complications of open-heart operations: Their pathogenesis and avoidance. Cleveland Clinic Quart. 25, 65, 1958.

Kolff, W. J., D. B. Effler, L. K. Groves, C. R. Hughes und C. J. McCormack, A review of four dreaded complications of open heart operations. Brit. Med. J. 2, 1149, 1960.

Kottmeier, P. K., J. Adamsons, J. H. Stuckey, M. M. Newman und C. Dennis, Pathological changes after partial and total cardiopulmonary bypass in human animals. Surg. Forum 9, 184, 1959, zit. n. Galletti und Brecher.

Lee et alias, zit. n. Neville et al. 1963.

Lewin, R. L., C. E. Cross, P. A. Rieben und P. F. Salisbury, Influence of decreased vascular pressures on mechanics of ventilation in dogs. Amer. J. Physiol. 198, 873, 1960.

Liebow, A. A., in: Adams und Veith, Pulmonary Circulation, New York 1959, zit. n. Schoedel und Heimburg.

Lillehei, C. W., M. J. Levy, R. C. Lillehei, Y. Wang, A. B. Cruz, R. L. Kaster und R. C. Bonnabeau jr., Mitral, aortic, and tricuspid valve replacement with the ball valve. Surgery (St. Louis) 57, 184, 1965.

Littlefield, J. B., J. F. Dammann, P. R. Ingram und W. H. Muller jr., Changes in pulmonary artery pressure during cardiopulmonary bypass. J. Thoracic Surg. 36, 604, 1958.

Lochner, W., Stoffwechselvorgänge in der Lunge. Beitr. zur Silikoseforschg. 49, 1, 1957.

Lochner, W., J. Piiper, E. Schurmeyer und R. Bostroem, Über die Größe eines Milchsäureschwundes in der Lunge narkotisierter Hunde. Pflügers Arch. ges. Physiol. 264, 549, 1957.

Loeblich, H. J., Quantitative Untersuchungen über das Verhalten der alveolokapillären Membran bei experimentellem Sauerstoffmangel. Verh. Dtsch. Ges. Pathol. 46, 278, 1962.

Long, D. M., M. J. Folkman, E. M. Neptune und H. C. Sudduth, Pulmonary airway changes resulting from ischemia of the pulmonary artery. Surg. Forum 13, 164, 1962.

Long, D., Some effects of temporary pulmonary ischemia on vascular resistance, compliance, surfactant, bronchial flow and survival. Zit. n. Lillehei und Mitarbeiter 1965.

Lopez-Bello, zit. n. Galletti und Brecher.

Maraist, F. B., und W. W. L. Glenn, Experimental cardiac surgery. III. Coronary blood flow as measured directly with caval venous return shunts past right heart. Surgery (St. Louis) 31, 146, 1952.

Marchand, P., J. C. Gilroy und V. H. Wilson, An anatomical study of the bronchial vascular system and its variations in disease. Thorax 5, 207, 1950, zit. n. Ellis und Mitarbeiter 1951.

Martin, D. S., J. Del Castillo, M. Martinez, J. Pickens und P. J. Hudson, Beneficial influence of a serotonin-histamin antagonist on perfusion sequelae. Surgery (St. Louis) 56, 1064, 1964.

Micozzi, P., G. Pezzoli, F. Trani und R. Cortesini, Il ruolo des circolo bronchiale in chirurgia cardiaca. Arch. chir. Tor. 17, 53, 1960, zit. n. Galletti und Brecher.

Miller, B. J., J. H. Gibbon und C. Finneberg, An improved mechanical heart and lung apparatus; its use during open cardiotomy in experimental animals. Med. Clinics North America 37, 1603, 1953.

Miller, B. J., J. H. Gibbon, V. F. Greco, B. A. Smith, C. H. Cohen und F. F. Allbritten, The production and repair of interatrial septal defects under direct vision with the assistance of an extracorporeal pumpoxygenator circuit. J. Thoracic Surg. 26, 598, 1953.

MOERSCH, R. N., und D. E. DONALD, A study of circulation in the lung following pulmonary artery occlusion. Surg. Forum **9**, 378, 1959, zit. n. GALLETTI und BRECHER.

MOON, V. H., Pathology of secondary shock. Am. J. Path. **24**, 235, 1948.

MÜRTZ, R., Venovenöse Kurzschlußdurchblutung in der Lunge. In: »Bad Oeynhausener Gespräche« Bd. IV, 1960.

MULLER, W. H. jr., J. B. LITTLEFIELD und F. J. DAMMANN, Pulmonary parenchymal changes associated with cardiopulmonary bypass. In: »Extracorporeal Circulation«, J. G. ALLEN, Springfield, Ill., Thomas 1958.

NAHAS, R. A., D. G. MELROSE, M. K. SYKES und B. ROBINSON, Postperfusion lung syndrome. Role of circulatory exclusion. Lancet **1965**, 251.

NAHAS, R. A., D. G. MELROSE, M. K. SYKES und B. ROBINSON, Post-perfusion lung syndrome. Effect of homologous blood. Lancet **1965**, 256.

NEVILLE, W. E., A. KONTAXIS, T. GAVIN und G. H. A. CLOWES, Post-perfusion pulmonary vasculitis. Its relationship to blood trauma. Arch. Surg. **86**, 126, 1963.

NEVILLE, W. E., H. MABEN, C. COLBY und H. PEACOCK, Total prime of the large volume disk oxygenator. Ann. Thorac. Surg. **1**, 575, 1965.

OSBORN, J. J., R. W. POPPER, W. J. KERTH und F. GERBODE, Respiratory insuffiziency following open heart surgery. Ann. Surg. **156**, 638, 1962.

PATRICK, R. T., Anaesthesie von Patienten für intrakardiale Operationen. Langenbecks Arch. klin. Chir. **289**, 250, 1958.

PATRICK, R. T., R. A. THEYE und E. A. MOFFIT, Studies in extracorporeal circulation. V. Anesthesia and supportive care during intracardiac surgery with the Gibbon-Type pump oxygenator. Anesthesiol. **18**, 673, 1957.

PEZZOLI, G. und A. PULIN, Problemi di fisiopatologia del circolo polmonare di interesse chirurgico; rapporti fra circolazione bronchiale e polmonare. Attivita riflessogena del piccolo circolo. Minerva Chirurgica **12**, 498, 1957, zit. n. GALLETTI und BRECHER.

SALISBURY, P. F., P. WEIL und D. STATE, Factors influencing collateral blood flow to the dog's lung. Circulat. Res. **5**, 303, 1957.

SALISBURY, P. F., P. M. GALLETTI, R. J. LEWIN und A. RIEBEN, Stretch reflexes from the dog's lungs to the systemic circulation. Circulat. Res. **7**, 62, 1959.

SARAJAS, H. S. S., R. KRISTOFFERSON und M. H. FRICK, Release of 5 hydroxytryptamine and adenosine triphosphate in extracorporeal circulatory systems as a result of corpuscular blood trauma. Am. J. Physiol., **197**, 1195, 1959, zit. n. GALLETTI und BRECHER.

SCHAEFER, K. E., M. E. AVERY und K. BENSCH, Time course of changes in surface tension and morphology of alveolar epithelial cells in CO_2-induced hyaline membran disease. J. Clin. Invest. **43**, 2080, 1964.

SCHOEDEL, W., und P. HEIMBURG, Die funktionelle Bedeutung der bronchopulmonalen Gefäßverbindungen. Ztschr. Kreisl. Forschg. **51**, 515, 1962.

SCHOENMAKERS, J., Über Bronchialvenen und ihre Stellung zwischen großem und kleinem Kreislauf. Arch. Kreislaufforschg. **32**, 1, 1960.

SCHOENMAKERS und VIETEN, zit. n. SCHOEDEL und HEIMBURG.

SCHRAMEL, R. J., R. CAMERON, M. M. ZISKIND, M. ADAM und O. CREECH jr., Studies of pulmonary diffusion after open heart surgery. J. Thorac. Surg. **38**, 281, 1959.

SCHRAMEL, R. J., Diskussion zu W. E. NEVILLE et al. 1963, s. dort.

SCHULZ, H., Die submikroskopische Anatomie und Pathologie der Lunge. Berlin–Göttingen–Heidelberg, Springer, 1959.

SEMISCH, R., Die periphere Lungenstrombahn. Erg. Chir. u. Orthop. **46**, 204, 1964.

SHEDD, D. P., R. D. ALLEY und G. E. LINDSKOG, Observations on the hemodynamics of bronchial-pulmonary vascular communications. J. Thorac. Surg. **22**, 537, 1951.

SPANNER, R., Ztschr. Anat. Entwicklungsgesch. **109**, 441, 1939, zit. n. v. HAYEK.

SYKES, M. K., Pulmonary complications after open heart surgery with total cardiopulmonary bypass. Acta Anaesth. Scandinav. **1964**, Suppl. XV, 105.

SYKES, M. K., B. ROBINSON, D. G. MELROSE und R. NAHAS, Pulmonary changes after extracorporeal circulation in dogs. Brit. J. Anaesth. **38**, 432, 1966.

Tomin, R., A. Kontaxis, B. Wittels, R. Griggs, W. E. Neville und G. H. A. Clowes jr., Pulmonary changes secondary to prolonged perfusion. Trans. Am. Soc. Art. Int. Organs 7, 187, 1961.

Tooley, W. H., Atelectasis and pulmonary surface tension. PGA Digest, 16th postgraduate assembly in anesthesiology. Dec. 5–8, 1962, New York, S. 29.

Virchow, R., Gesammelte Abhandlungen zur wissenschaftlichen Medizin, Frankfurt a. M., Meidinger, 1856, S. 282, zit. n. Williams und Mitarbeiter 1965.

Wagner, H. N. jr., D. C. Sabiston jr., M. Sio, J. G. McAfee, J. K. Meyer und J. K. Sangan, Regional pulmonary blood flow in man by radioisotope scanning. J. A. M. Ass. 187, 601, 1964.

Weil, P., P. F. Salisbury und D. State, Physiological foctors influencing pulmonary artery pressure during separate perfusion of the systemic and pulmonary circulations in the dog. Am. J. Physiol. 191, 453, 1957, zit. n. Galletti und Brecher.

Williams, W. G., R. W. Manley und Ch. Drew, Pulmonary circulatory arrest. Thorax 20, 523, 1965.

Young, W. E., J. B. McClenahan und M. K. Sykes, Lung function changes after cardiopulmonary bypass. In preparation. Zit. n. McClenahan, Young und Sykes 1965.

Zellos, S., J. F. Gillespie und C. A. Hufnagel, Observations on the effects of low pO_2 in extreme hypothermia in dogs. J. Cardiovasc. Surg. 7, 133, 1966.

MIX
Papier aus verantwortungsvollen Quellen
Paper from responsible sources
FSC® C105338

If you have any concerns about our products,
you can contact us on
ProductSafety@springernature.com

In case Publisher is established outside the EU,
the EU authorized representative is:
Springer Nature Customer Service Center GmbH
Europaplatz 3, 69115 Heidelberg, Germany

Printed by Libri Plureos GmbH
in Hamburg, Germany